AF373024

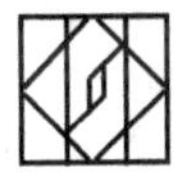

ADN

Colección dirigida por
Juan Tonda

Diseño: Arroyo + Cerda
Ilustración de portada y portadilla: Alma Rosa Pacheco
Ilustraciones interiores: Diego Tonda Salcedo

Primera edición, 1996
Octava reimpresión, 2005
Novena reimpresión, 2021

© ADN Editores, S.A. de C.V.
Estrella del Sur 150, Col. Rancho Tetela
62160 Cuernaaca, Morelos, MÉXICO
juantonda54@gmail.com
Tel. (52) 5554006326

La primera edición se coeditó con la
Dirección General de Publicaciones del
Consejo Nacional para la Cultura y las Artes

ISBN 968-6849-12-7

Alberto Palacios Boix

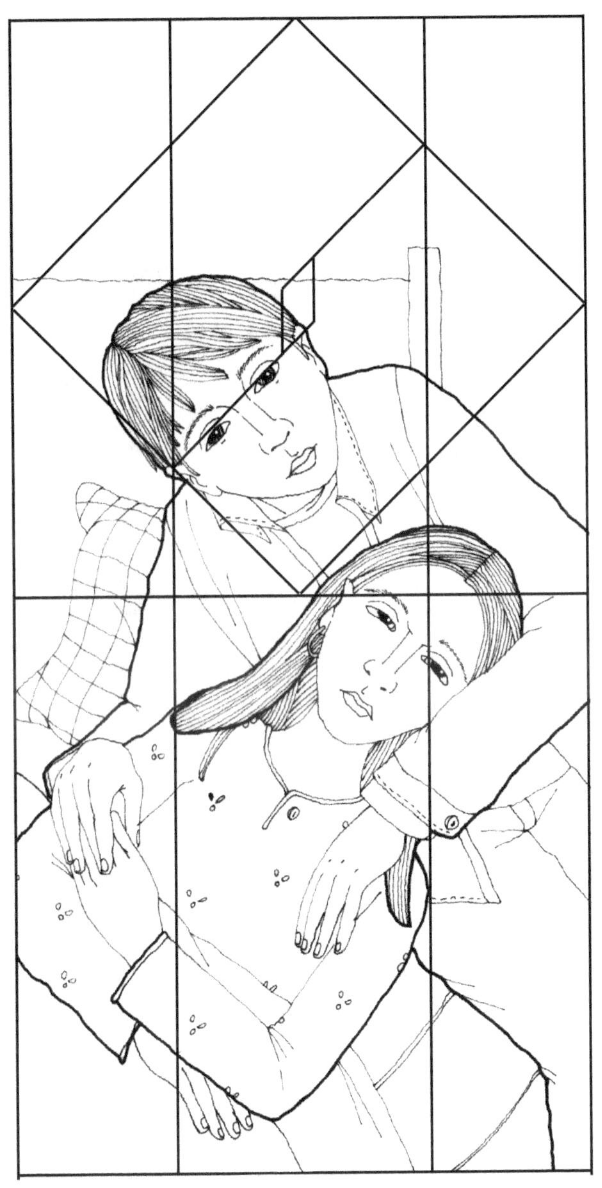

Cómo se contagian las enfermedades

A mis hijos,
mi razón de ser y hacer

Índice

Prólogo

Una de las tareas más urgentes de nuestra sociedad es la incorporación de la ciencia y la tecnología a la cultura nacional. Por distintas razones históricas y sociales, las fuerzas que transformaron al mundo medieval en moderno y que representan la llave para ingresar al futuro, todavía son ajenas al pueblo de México. No es que la ciencia y la tecnología estén subdesarrolladas porque nuestro país pertenece al tercer mundo, sino que es exactamente al revés: somos un país del tercer mundo porque no hemos cultivado la ciencia y la tecnología. Una consecuencia de esta situación es que el nivel de conocimiento general de estas materias en la población no técnica es terriblemente pobre, lo que la incapacita para aprovechar todas las ventajas derivadas de ellas. Otra consecuencia, que también funciona como causa, es el subdesarrollo del periodismo científico profesional en nuestro medio: hay excelentes periodistas especializados en política, en sociales, en deportes, en finanzas y en otras cosas más, pero no hay periodistas especializados en ciencia y tecnología. La poca difusión que se hace de ellas la hacemos unos cuantos científicos metidos a periodistas.

La divulgación del conocimiento científico o técnico que influye en la salud de la sociedad es una de las grandes responsabilidades de la profesión médica, sea institucionalizada, pública o privada, o al nivel individual. Los médicos tenemos la obligación de difundir en forma accesible la información especializada que poseemos sobre las enfermedades, sus causas, sus mecanismos, sus consecuencias, sus tratamientos y sus resultados, a todos aquellos que puedan beneficiarse con ella: a los pacientes, a sus familiares y amigos, a los estudiantes de medicina, de enfermería y de otras ciencias de la salud, y al resto de la población sana, o sea, a todo el mundo. El código ético médico que he venido proclamando desde hace algún tiempo[1] señala a la docencia como una de las tres actividades esenciales que debe desempeñar todo profesional activo en la medicina, para cumplir con sus obligaciones éticas (las otras dos son el ejercicio de la medicina, en cualquiera de sus muchas variedades, y la investigación). Este concepto de la ética médica tiene muy poco que ver con el Código de Hammurabi, con el Juramento Hipocrático, con el Juramento Médico de la Organización Mundial de la Salud, o con los códigos éticos promulgados por distintas asociaciones médicas nacionales o regionales, frecuentemente basados en intereses sectarios, gremiales o económicos. La palabra "doctor" proviene de la voz latina *doscere*, que significa enseñar, e indica con claridad esta obligación que todos los médicos tenemos.

El doctor Alberto Palacios Boix ha escogido el medio literario para desahogar sus deseos de contribuir a la divulgación de un aspecto crucial de la medicina en nuestro medio, que son los mecanismos de contagio de algunas enfermedades infecciosas. Entretejidos en una emotiva trama que incluye a un joven preparatoriano y a su familia, así como pequeñas viñetas de su primer amor, el doctor Palacios Boix deposita una serie de conceptos sobre el contagio de algunas infecciones y sobre los mecanismos de defensa del or-

---

[1] Pérez Tamayo, R., *"Ética médica"*, en Notas sobre la ignorancia médica, El Colegio Nacional, México, 1990.

ganismo y sus problemas. La lectura es fácil e interesante, porque
el autor no sólo conoce muy bien su tema sino porque también
maneja el lenguaje con propiedad y soltura. Me complace darle la
bienvenida al doctor Palacios Boix a las escasas pero distinguidas
filas de los médicos divulgadores de su ciencia, y al amable lector
le auguro unos ratos de buena e instructiva lectura.

Dr. Ruy Pérez Tamayo

1

Los bichos voladores

La transmisión de muchas enfermedades virales ocurre por la diseminación aérea de partículas repletas de viriones, que se adhieren a la mucosa respiratoria y si no son atrapadas por lisozimas o macrófagos, pueden atravesar las primeras trincheras de defensa, que son los obstáculos celulares que impone el tejido linfoide.

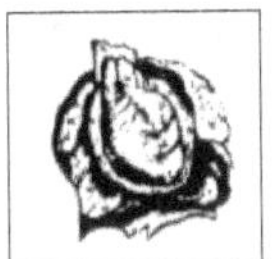 El despertador sonó un poco antes de lo previsto. Ramón se levantó a disgusto al oír el segundo grito que subió desde la cocina. Su hermano menor había estado tosiendo buena parte de la noche y le había interrumpido el sueño. En estas épocas invernales, Felipe se enfermaba con frecuencia. Empezaba con algo de catarro, y pese a diversos jarabes, cuyas dosis recomendaban el boticario o la costumbre, terminaba invariablemente por complicarse con

fiebre. A ésta le seguía una tos recurrente con algunas flemas y la amenaza de contagiar al resto de la familia. Más de una vez, Ramón se había preguntado cómo evitarlo. Sobre todo a raíz de que decidieron que Gabriela, al cumplir doce años, debía ocupar una sola habitación y su hermano se había pasado a compartir la suya.

Esta mañana en particular, la idea de contagiarse le inquietaba más. Tenía en puerta una visita con los grupos de primero de prepa a Tepoztlán, y lo había planeado cuidadosamente para "lanzársele" a Maricarmen Serrano, aprovechando que pasarían ese próximo sábado juntos sin las presiones de la escuela... y de los mirones. Desde que entró al bachillerato, Maricarmen le gustaba, pero sólo habían podido intercambiar algunas palabras en los descansos, movidos por la timidez y la atracción mutua. Cuando pasaba al lado de sus amigas notaba que cuchicheaban y por sus risitas veladas intuía cierta reciprocidad en sus afectos. Ese sábado aprovecharía la escalada al Tepozteco para acercarse a ella y conocerla más.

Mientras se lavaba las manos y la cara, ya sin tiempo para darse un baño, le parecía imaginar el sinnúmero de microbios que habían estado flotando en su habitación durante la noche.

—¡Caray! Seguro que respiré toda esa porquería —se decía entre dientes—, igual empiezo con tos mañana y se me agüita el plan.

Para colmo, el jabón estaba sucio. Lo enjuagó de prisa, sin evitar pensar en la cantidad de "bichos" que puede uno adquirir mediante el contacto por la piel.

Se acordó de sus clases de biología en la secundaria, de la lectura de *Los cazadores de microbios* y del temor irracional que le infundía entonces el sida, la rabia, la meningitis.

—Mejor ni pensar en eso —dijo en voz alta, pero al hacerlo revisó la toalla por ambos lados.

Afuera, en la calle, se oía el barullo de coches y la voz de Ernesto, su vecino y compañero de colegio, que le gritaba al perro para que entrara al zaguán. Tomó un vaso de leche de dos tragos y recogió una concha de la mesa.

—Me voy volando, ya no llego —dirigiéndose a su mamá—, nos vemos en la tarde.

Su madre no contestó. Se veía cansada, daba la impresión de estar un poco más fatigada cada mañana. Con lo inquieto que había estado Felipe en la noche, tampoco habría dormido mucho.

Ernesto era, por su cercanía, su mejor amigo. Usaba lentes como los de John Lennon, el pelo rubio corto y siempre andaba de mezclilla. Era más bien callado y unos meses menor que él; pero Ramón no dejaba de reconocer su inteligencia y su generosidad, que le habían ayudado a pasar más de un examen extraordinario ese semestre.

—¿Qué onda, maestro? —intervino—. Se nos va a hacer tarde.

—No'mbre, Felipe estuvo tosiendo otra vez. Ni chance de pegar los ojos.

Sin responder, Ernesto apretó el paso. Se conocían bastante como para no requerir aclaraciones, menos aún cuando se trataba de estos inconvenientes. Pasaron dos microbuses llenos, que no se detuvieron. Por fin, tras alejarse de la multitud que se aglomeraba, lograron treparse a empellones en un tercero, Eje Central-Balderas. El roce con los otros pasajeros resultaba inevitable, y sus manos se agolpaban para alcanzar los tubos. Los muchachos intercambiaron miradas, y un gesto de impaciencia por los apretones. Ramón hubiera preferido salir antes, evitar esta congestión y el contacto estrecho con desconocidos. No faltaría quien a sus espaldas estornudara o tosiera durante el trayecto.

Al llegar a la prepa, la primera clase ya había empezado. La mañana transcurrió sin contratiempos, pese a que se notaba la ausencia de varios compañeros que venían faltando por hepatitis. Cuando se enteró, Ramón había indagado en la enfermería la semana anterior, y la señorita Rosalba le aseguró que se trataba de una forma poco contagiosa, transmitida por el virus A. No se quedó del todo tranquilo. Le preocupaba que, por preparar los exámenes recientes, no pudo confirmarlo él mismo.

A las once, empezando el descanso largo, se precipitó a la biblioteca. Echó un vistazo en el patio para buscar el cabello rizado de Maricarmen, su sonrisa esquiva.

—Estará en el baño —reflexionó, mientras entregaba su credencial y pedía el archivo de Ciencias Biológicas.

El texto de medicina no estaba actualizado, pero encontró el párrafo bajo "Enfermedades Hepatobiliares". Leyó:

"La hepatitis viral aguda es una infección común y potencialmente grave del hígado, causada por diversos virus y caracterizada por inflamación y muerte celular. Tradicionalmente, se ha separado en dos tipos, A y B, de acuerdo al agente causal (véase figura 1). Pero en los últimos 20 años, se han descubierto otros virus, el C, el delta, el citomegalovirus, los de la rubeola, varicela y otros adenovirus que pueden producir hepatitis. Casi la mitad de los casos reportados al año, se deben al virus B, una tercera parte al virus A y los enfermos restantes, contraen hepatitis por virus considerados no-A, no-B. Se calcula que ocurren más de 25 casos de hepatitis viral aguda por cada 100,000 habitantes al año. [Saltó dos párrafos deliberadamente]... La hepatitis viral es una enfermedad peligrosa, la muerte puede ocurrir hasta en uno de cada 10 individuos que la padecen. La mortalidad es mayor en ancianos y mujeres embarazadas, sobre todo en quienes contraen la enfermedad por virus delta. Además, la hepatitis viral aguda puede acarrear otras complicaciones, particularmente cirrosis, daño glomerular y carcinoma hepatocelular. La hepatitis es la segunda causa más frecuente de cirrosis, detrás del alcoholismo. La forma de transmisión de la hepatitis A es por ingestión de

productos contaminados. Las heces son la principal fuente contaminante y, en personas infectadas, pueden contener hasta 100 millones de partículas virales por centímetro cúbico. La saliva no se considera infectante y la sangre, a diferencia de las hepatitis B o C, es un medio poco común de transmisión. El contacto personal es la forma habitual de contagio, aunque se han documentado brotes epidémicos en guarderías, escuelas y

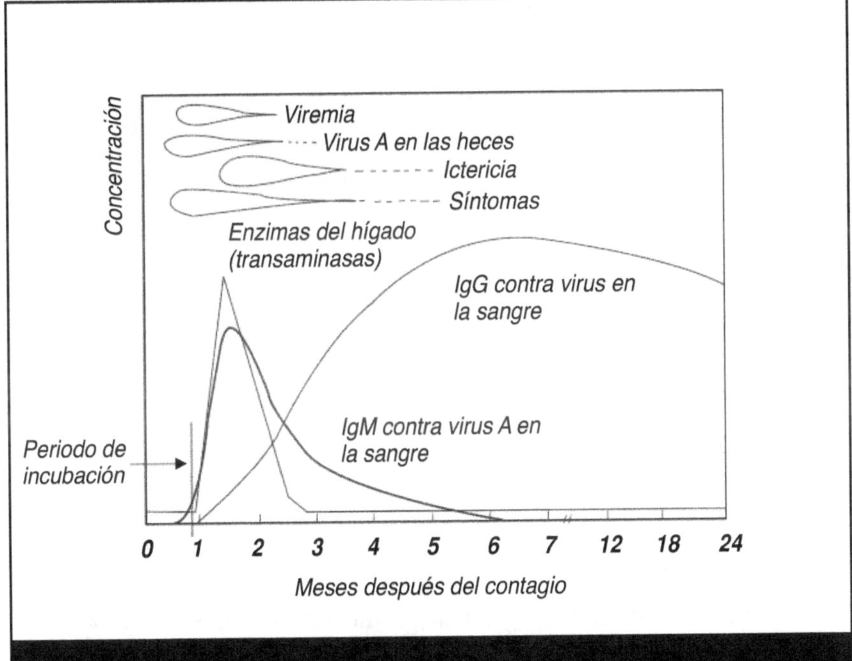

Figura 1. Curso clínico que sigue la hepatitis A o viral y la respuesta de los anticuerpos.
Después de un periodo de incubación de 15 a 50 días, aparecen en la sangre los anticuerpos IgM y se elevan las enzimas del hígado (transaminasas pirúvica y oxaloacética). Esto coincide con la aparición de malestar y otros síntomas, así como ictericia (pigmentación amarilla de los ojos y la piel). Se pueden detectar también virus en la sangre y en las evacuaciones. Después de 2 meses aumentan los anticuerpos IgG y disminuyen los IgM. Los IgG son la huella inmunológica de la infección que permanecerá casi toda la vida.

cárceles, debidos a la distribución de alimentos crudos o contaminados. Dado que el virus A puede subsistir hasta 10 meses en agua, la infección también resulta del consumo de almejas u ostiones pescados en aguas contaminadas por el drenaje público. La hepatitis A tiene un periodo de incubación de 15 a 50 días. El periodo de incubación en la hepatitis B es más prolongado (45 a 160 días) y se transmite por contacto con sangre o líquidos corporales infectados mediante inyecciones, heridas o transfusiones. La transmisión sexual del virus B ocurre por lesión de las mucosas (vaginal o anal), como sucede con el virus del sida. El riesgo de infección depende de niveles altos del antígeno HBVe, detectables en suero, saliva o semen. Por lo tanto, el contacto sexual sin protección, el manejo inadecuado de enfermos y la transfusión de productos sanguíneos no verificados...."
(véase la figura 1)

—¡Ramón! —la voz femenina lo sorprendió al punto que dejó caer el libro. Maricarmen estaba más atractiva que nunca, más todavía con la risa que le produjo su torpeza. Los ojos verdes, iluminados, se distrajeron momentáneamente con los otros libros dispersos sobre la mesa.

—¿Qué estudias?

—Nada. Estaba repasando una clase de... —se detuvo antes de urdir la mentira—. Estoy interesado en los virus, ¿sabes? —afirmó esto último con cierta petulancia, como cuando se enfrascaba en esas discusiones sobre economía o fútbol con Ernesto y Juan Pablo, alardeando. Maricarmen pareció no reparar en el gesto.

—Me tengo que ir. Nos vemos el sábado, ¿no?

¿Que hacía ella en la biblioteca? ¿Vino expresamente a encontrarlo a solas? Con esos pensamientos se le fue la media hora, sin poder concentrarse otra vez en la lectura. Volvió a clases envuelto en fantasías.

A mediodía, la atmósfera urbana le incomodó. Se había resecado el ambiente, lo que acentuaba el hedor de las alcantarillas. Rechazó la oferta de Ernesto para compartir un cono de frutas. Camino a casa, comentaron banalidades sobre el tráfico y los gastos del viaje a Tepoztlán. Ramón se reservó su encuentro furtivo con Maricarmen.

Tras despedirse del amigo, entró por la cocina. Advirtió un cúmulo de platos sucios en el fregadero y una cazuela de sopa derramada sobre la estufa. La mesa no estaba puesta como era costumbre a esta hora. Subió saltando de dos en dos escalones hasta el cuarto de su madre. Estaba dormida, semicubierta por la colcha, sin desvestir. No jadeaba, pero su respiración y su aspecto le parecieron anormales. Empujó la puerta suavemente y descubrió de golpe a Gabi, su hermana, al pie de la cama, ensimismada en su tarea escolar.

—Hola —dijo en voz baja—. ¿Qué pasó?

Gabriela levantó la vista, se encogió de hombros y volvió a sus quehaceres; estaba dibujando algo que Ramón no alcanzó a definir en la penumbra. Bajó a la cocina y se preparó un sandwich. No era muy dado a lavar platos, pero comprendió que nadie más lo haría por ahora. Se arremangó la camisa y limpió el desorden lo mejor que pudo.

Su madre no se levantó hasta la mañana siguiente. Ya de noche, cuando oyó que lo llamaba, aprovechó para preguntarle qué ocurría. No estaba muy segura: en las últimas semanas había notado un creciente decaimiento, se sentía afiebrada y sin apetito. Supuso que era el exceso de trabajo, de presiones económicas, y lo había ido dejando.

—Sí, te prometo acudir al Seguro mañana mismo —concluida esta sentencia, Ramón le dio las buenas noches, rozándole la mejilla pero sin besarla.

Felipe tosió varias veces durante la noche, despertándole en cada una, tanto que se giró a la pared y se cubrió con la almohada. Sabía ahora que la transmisión de muchas enfermedades virales ocurre por la diseminación aérea de partículas repletas de viriones, que se adhieren a la mucosa respiratoria y si no son atrapadas por lisozimas o macrófagos, pueden atravesar las primeras trincheras de defensa, que son los obstáculos celulares que impone el tejido linfoide asociado con las mucosas. Cavilando en estas aprehensiones, se quedó por fin dormido.

Los preparativos del viaje les consumieron la tarde del viernes. Ernesto se compró una chamarra de mezclilla negra y no encontraba cómo combinarla. Mientras sacaba un pantalón tras otro del armario, Ramón repasaba la enciclopedia en busca de un tema apropiado para su trabajo de literatura universal, que debía entregar en tres semanas. No escapaba a su atención la importancia de vestirse "de pelos" para el viaje, y tenía su ropa lista sobre la cama desde esa mañana.

—¿Cómo ves? ¿Me pongo la camiseta del concierto de Caifanes?

Ramón volteó distraídamente, se mezclaba la imagen reciente de Maricarmen con las opciones de Tolstoi o Víctor Hugo.

—¿Qué crees? —dijo, revirtiendo la pregunta—. Se me apareció sin más ni más en la biblioteca el otro día.

—¿Quién? —replicó Ernesto—. ¡Ah!... y, ¿te dijo algo?

—Que nos veíamos el sábado —y agregó en voz más baja—: yo creo que sí la hago con ella.

Ernesto se limitó a sonreír y a mirarlo, sujetando la camiseta por los bordes. No era la primera vez que comentaban el encanto gradual que motivaba esta relación. Más tímido y más joven, Ernesto aprendía de los intentos y frustraciones de su amigo.

Cambió el tópico de manera abrupta:

—Oye, ¿y qué decidiste para literatura?

—Pues, no me convencen los clásicos —contestó Ramón, volviendo de sus divagaciones—; tengo que escoger una sola obra y ya se me vino el tiempo encima.

—De veras —Ernesto arrojó la prenda al cajón abierto—. Yo me fui por *América* de Kafka, me enteré de que *La metamorfosis* ya la agarraron Regina y "El Pambazo".

Ramón echó una risotada.

—Seguro quien va a trabajar es ella, el gordo lo hace para pegársele. Y añadió:

—Bueno, mejor me voy. Mi vieja estará regresando de la clínica. Te veo mañana a las siete y media, ¿o qué?

—Sí, hombre. Ésa no me la pierdo —Ramón intuyó una doble intención en su comentario.

Estaba pardeando y soplaba un viento húmedo y frío. Los eucaliptos del camellón se mecían contra las débiles luces del edificio de enfrente, como acariciándose. A lo lejos, se oyó en una nota fija y ahogada el clamor inconfundible del carrito de camotes.

—Y que me van a pasar con el especialista —decía su madre al teléfono cuando cerró la puerta—. No saben bien qué es —continuó—; me hizo la orden para unas radiografías y exámenes de sangre. Tengo la cita el martes.

Al colgar la bocina, descubrió a Ramón recargado en el quicio de la entrada, la expresión sombría. Su pelo oscuro, desaliñado, le cubría parcialmente los ojos, que la observaban en profundidad, un tanto asustados.

—Ya me oíste, m'hijito. No saben qué tengo, el doctor insinuó que a lo mejor me interna.

Nunca pudo ocultarle nada a esa mirada inquisitiva. Desde que enviudó, Ramón se había acomodado a su necesidad de contar con un aliado y confidente.

—Por lo pronto, me dio unas vitaminas y unas pastillas para la fiebre —concluyó.

—¿Estarás bien si me voy todo el día mañana? —preguntó nervioso, orillando la respuesta.

—Sí, Ramón, tú diviértete. La comadre ya se ofreció a ayudarme con el quehacer.

El muchacho se quedó rumiando sus dudas. No podía evitar la ansiedad de que su madre fuese portadora de alguna infección recóndita, quizá hasta incurable. Desechó el pensamiento afligido por la culpa y la incertidumbre. La ausencia precoz de su padre lo había obligado a mostrarse maduro, a enfrentar los retos hogareños con cierta prudencia fingida. Pero de tanto en cuanto emergían sus temores y fobias, que lo petrificaban.

2

La venganza de Moctezuma

Nuestro cuerpo reacciona química y mecánicamente ante la presencia de microorganismos que nos afectan expulsándolos.

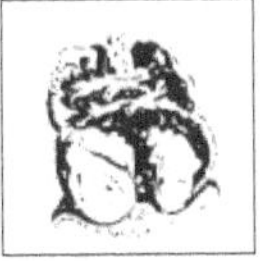

La piel constituye una barrera mecánica muy efectiva para evitar la invasión por microrganismos. Para infectarnos, los microbios deben penetrarla mediante el piquete de un artrópodo (garrapatas, piojos, etc.) o a través de una herida, una úlcera o una zona denudada, lastimada. La piel tiene además propiedades antimicrobianas tales como su natural efecto desecante, su acidez relativa y un revestimiento de flora normal que nos protege contra gérmenes extraños. Además, se descama continuamente y se cubre de sudor, que en sí mismo tiene propiedades bactericidas.

De manera similar, el intestino nos protege espontáneamente de los agentes infecciosos que ingerimos mediante varios mecanismos. Por un lado, está la intensa acidez de los jugos gástricos, así como el efecto destructor de las enzimas que producen el páncreas, el hígado y el intestino delgado. Los movimientos intestinales, mejor conocidos como peristaltismo, son otra forma eficiente de "purgar" al tubo digestivo de invasores. El intestino contiene una cantidad abundante de bacterias comensales (saprofíticas) —cerca de ¡mil millones por gramo de materia fecal!—, que por competencia ecológica impiden que crezcan fácilmente otras que llegan de improviso. Por ello, la aparición de una infección es directamente proporcional al número de organismos ingeridos.

El sistema digestivo tiene sus propias defensas específicas. La descomposición de bacterias y el crecimiento de hongos producen un olor pestilente, que rechazamos desde que lo reconocen nuestro sentidos. Por eso, si nos colocamos en la boca un alimento descompuesto, lo escupimos de inmediato. Los receptores de nuestra lengua detectan las sustancias amargas o agrias que podrían resultar venenosas o tóxicas. Si tragamos algún alimento contaminado, los receptores estomacales aceleran los movimientos propulsivos del tubo digestivo, respondiendo primero con náusea y después con vómito, por mediación de los quimio-receptores cerebrales de toxinas. Además, tales movimientos despiertan la secreción de líquidos hacia la cavidad del intestino, "licuando" sus contenidos y produciendo mayor moco (que contiene enzimas proteolíticas y otras sustancias antibacterianas). Cuando estos mecanismos se intensifican, se produce la diarrea como una descarga acuosa que arrastra bacterias y sus toxinas para que permanezcan el menor tiempo posible dentro del organismo. Por eso, detener las diarreas con medicamentos agresivos puede ser contraproducente y alargar una intoxicación que, dejada a su evolución natural, el cuerpo eliminaría tarde o temprano. La diarrea es, en principio, un mecanismo de defensa químico y mecánico para expulsar microorganismos.

La mejor defensa contra las toxinas es, por supuesto, evitarlas. No comer pan enlamado o carne podrida, que sabemos por experiencia que precipitan náusea, vómitos o diarrea. Si por equivocación se ingiere una toxina, el primer paso de descomposición ocurre cuando enfrenta los ácidos del estómago. La cavidad estomacal está recubierta de una mucosa muy activa que produce pepsina, gastrina, ácido clorhídrico y moco para degradar los alimentos, estén éstos limpios o contaminados. Si a pesar de esta importante barrera química, las toxinas se llegan a absorber, penetran a la circulación enterohepática (del intestino hacia el hígado), que las lleva en forma de partículas microscópicas para que se depuren en las células hepáticas. El hígado es una verdadero laboratorio molecular, capaz de desintoxicarse de las más diversas sustancias; además de que sintetiza un sinfin de proteínas, carbohidratos y grasas. Además, el hígado contiene, estratégicamente situadas cerca de los conductillos biliares, un número enorme de macrófagos —leucocitos diferenciados— que envuelven y digieren a las sustancias tóxicas que llegan hasta ellos, produciendo a su vez señales activadoras de la inflamación y la inmunidad natural (citocinas, interleucinas, prostaglandinas). Este complejo mecanismo de defensa se pone en juego cuando los organismos infectantes han superado la barrera del tejido linfoide asociado con la pared intestinal y ya el sistema inmune ha sido alertado respecto de la naturaleza y la agresividad de los invasores.

Saltó al aire tibio de la mañana. Ernesto lo esperaba leyendo la página de deportes recargado en un poste, su chamarra nueva abombada sobre la espalda. El puesto de jugos era la única señal de actividad en la cuadra, alguien más barría la acera.

Acudieron a la prepa a la hora convenida. Algunos compañeros se aglomeraban a la entrada, donde permanecían estacionados varios autobuses escolares. De inmediato reconoció a Maricarmen, haciendo un semicírculo con sus amigas, quien no lo vio llegar.

Empezaba a dudar qué tanto afecto le tendría ella. Había escogido con meticulosidad su atuendo: los pantalones informales, la camisa color aguacate, el rompevientos. Tardó en peinarse, el cabello se le rebelaba. (Muy poca loción, el cuello abierto, dos botones, y la hebilla de medio lado, apenitas.) Saludó a los amigos, se sumó a los que hacían burla al "Pambazo" por su playera estrafalaria y a quienes chulearon la ropa de Ernesto, y subió al autobús cruzando una mirada instantánea con Maricarmen justo cuando ella abordaba el segundo en línea.

El día se fue aclarando a medida que descendían hacia Cuernavaca; dejaron atrás las nubes y las improbables tormentas. Para entonces, Juan Pablo había iniciado la sesión de chistes y el autobús era todo algarabía. La práctica de actividades estéticas consistía en identificar las condiciones ambientales y geológicas que subyacen al sitio arqueológico de Tepoztlán. Visitarían también el mercado local y el convento. Los autobuses enfilaron por las calles empedradas del pueblo y se detuvieron cerca de la plaza. Los dos maestros de la materia, de pie sobre una banca, citaron a los jóvenes —sesenta y siete en total— para delinear el recorrido. Ramón se arrimó imperceptiblemente hacia el grupo contiguo a Maricarmen.

Con algún desorden, meciendo mochilas y cantimploras, iniciaron la cuesta del Tepozteco. El Sol brillaba intensamente y una brisa ocasional mitigaba apenas el calor. A cada paso, se ataban suéteres y chamarras a la cintura, los gritos y risas entrecortados por el esfuerzo. En un tramo más estrecho, Ramón adelantó a dos compañeras, y alcanzó en su paso a Maricarmen.

—¡Hola! —exclamó, con aliento agitado—, qué dura está la subida, ¿eh?

Ella se giró y dejó ver su belleza fresca, las mejillas sonrosadas, su boca entreabierta que se alargó en una sonrisa cándida.

—Sí, ¿verdad? —preguntó—. ¿Falta mucho?

—Pues sí, todavía lo más empinado pero, si quieres, te ayudo —se atrevió a decir.

—No, gracias, voy bien —con timidez—, ¿tú ya habías venido?

—Cuando era chico, con mi papá. Pero sólo me acuerdo de la vista del valle; ya verás qué impresionante —sentía cómo iba cediendo la tensión del primer momento, Maricarmen parecía responder a su proximidad. Las dos amigas respetaban la distancia, unos metros cuesta abajo.

—Oye, ¿qué pasó con tus estudios de los virus?

Se acordaba, pensó Ramón.

—Pues, no sé si te enteraste que Armando y otros cuates están enfermos de hepatitis.

—Sí, pero...

—No, yo no me infecté —interrumpió, adivinando su cavilación—, sólo estaba averiguando qué pasa si te contagias.

Le resumió sus hallazgos:

"Cómo se replica el virus una vez que traspasa la barrera intestinal; cómo viaja por la circulación enterohepática y se inserta en el genoma de las células del hígado, que se hinchan como balones y se degeneran. Este tipo de daño atrae a los glóbulos blancos, que contratacan y provocan la inflamación. Entonces, la bilis se estanca y se mueren los hepatocitos, que se puede constatar por zonas de necrosis al microscopio. Todo esto coincide con fatiga, dolores musculares, y a veces fiebre que semeja una gripa. Sin embargo, en la mayoría de los enfermos tal reacción precede al crecimiento y pesantez del hígado, además de que se acompaña de ictericia (así se le dice a la retención de pigmentos biliares que pintan la piel y los ojos de amarillo) y falta de apetito."

Maricarmen lo escuchaba atenta, sin perder el paso. Más arriba, la ayudó a escalar el terreno agreste, le tendió la mano y tocó unos segundos su piel suave, anhelada. Creyó palpar una naciente intimidad. Al llegar a la cima, los alcanzaron sus compañeros, Ernesto el más incisivo en sus miradas. Dirigiéndose a las ruinas, se distanciaron un poco, avergonzados. Las amigas secreteaban en torno a Maricarmen, Ramón se apartaba los codazos de Juan Pablo.

—Estate, güey.

Ernesto intervino. Con su habitual diplomacia, se llevó entre bromas a Juan Pablo y los otros, dejando solo a Ramón, que se dedicó a merodear. En pequeños grupos, los alumnos se sentaron a beber algo, a morder una fruta o a charlar. Los maestros los conminaban a tomar notas y a fijarse en el paisaje. La vista era espléndida: inmersos en un manto de neblina, se realzaban los sembradíos y las cañadas; abajo el pueblo quieto, salpicado por columnas estáticas de humo y ladridos distantes. Pero antes, bañada de luz oblicua, estaba Maricarmen. Su perfil radiante y dejando volar la mirada a lo lejos. ¡Tan hermosa!

Mientras descendían, le contó de su infancia en Guerrero, de la escuela rural, del aserradero. Los años de bonanza, sus viajes al puerto. Ella, menos prolija, le habló de sus clases de baile, describió a sus hermanas y la casa paterna en la Jardín Balbuena.

Entrando al convento, los estrechó la atmósfera de penumbra y humedad. De un sobresalto, ante el repentino roce de sus brazos, se apartaron disimulando interés por la desvencijada nave y los ventanales sucios. Ramón se sentía confuso e inseguro, tratando de desentrañar las emociones de Maricarmen con el rabillo del ojo. Un murmullo acompasado de plegarias inundaba el recinto. Antes de entrar al mercado, acordaron con los maestros reunirse frente a los autobuses a las cuatro en punto, para emprender el regreso a México. Cada quien comería por su cuenta.

Ernesto y Ramón habían juntado cuarenta y cinco pesos que consideraron suficientes para comer y comprar algún recuerdito.

En un momento de distracción de Maricarmen, se comunicó a señas con su amigo, para indicarle que comería con ella. Las muchachas se adentraron por los puestos del mercado. Así, Ramón no tuvo más remedio que ordenar una torta de milanesa y un refresco. Entre bocados, bromeó con ellas, más dueño de la situación. Pidió un agua de piña, que bebió a pequeños sorbos, escuchando y relatando anécdotas escolares.

El regreso culminó sus expectativas. Subió al autobús con el grupo de Maricarmen, indiferente a Juan Pablo y sus compañeros, que chiflaban desde lejos. Sentado al fondo, contaba ya con la complicidad tácita de las amigas. Caía la tarde en un contraste mágico de luz y sombras, las jacarandas desgranándose en chispas violetas a la orilla del camino. Deslizó su mano sobre el asiento hasta tocar apenas la de Maricarmen, ella volteó sin prisa para verlo directamente a los ojos. Sintió un hondo escalofrío desde los muslos hasta el pecho, se sonrojó. De momento no supo si besarla o comentarle algo, se le ahogó la voz en la garganta. Ella rompió el silencio.

—¿Me ibas a decir algo?

¿Cómo hacen las mujeres para mostrarse tan seguras en momentos así? —pensó con cierto encono.

—Que me gusta estar contigo —atinó a decir, y agregó para sus adentros:

—¡Qué baboso! ¡Ora sí la regué!

Para su sorpresa total, Maricarmen sonrió y le plantó un beso en la mejilla que extendió su escalofrío hasta los dedos de los pies. Ramón agachó la cabeza y le tomó la mano en un movimiento brusco, bastante torpe. Casi no platicaron durante el viaje, las manos trémulas hablaban por ellos. Entrando a la ciudad, ante la inminencia de su separación, Ramón apretó más su mano y la besó rápido cerca de los labios, con más fuerza de la que había preparado.

—¿Te puedo ver mañana en la tarde? —dijo, reponiéndose del impacto—. Si quieres salimos con Ernesto y alguna de tus amigas.

—Es que no sé si pueda, mis papás... —se disculpó ella, la frase inconclusa.

—¿Y hablarte entonces?

Maricarmen sacó de su mochila una libreta y una pluma cortita y plateada, garabateó su nombre seguido de una S mayúscula y siete números, que a Ramón le parecieron el código de entrada al paraíso. Arrancó la hoja y se la extendió, sin decir palabra.

Ernesto se acercó cuando despedía a las tres muchachas en la esquina del colegio. Ramón cerró la puerta del taxi y se giró para exclamar:

—¡Híjole, mano, es una chava buenísima onda!

Llegaron a sus casas al anochecer. Se sentía cansado y con algunos cólicos intestinales. Al entrar se dirigió de inmediato al baño, apenas saludó a Felipe y a su madre, que veían la tele.

—¿Cómo te fue? —inquirió su madre, quien frunció el seño al notarlo pálido.

—Estuvo muy padre... pero algo que comí me cayó muy pesado —contestó Ramón, retorciéndose.

—Vete a acostar, hijo, no te ves bien. Ahorita te subo un té.

Pasó la noche vomitando y sudando, atormentado por un intenso malestar, y con una diarrea explosiva, precedida de retortijones que subían y bajaban. Hubiera aceptado cualquier remedio.

—Ahora sí —se dijo— ya sé que quiere decir eso de "me siento morir" (véase la figura 2).

Por fin, en la madrugada acudió la vecina a inyectarlo, con lo

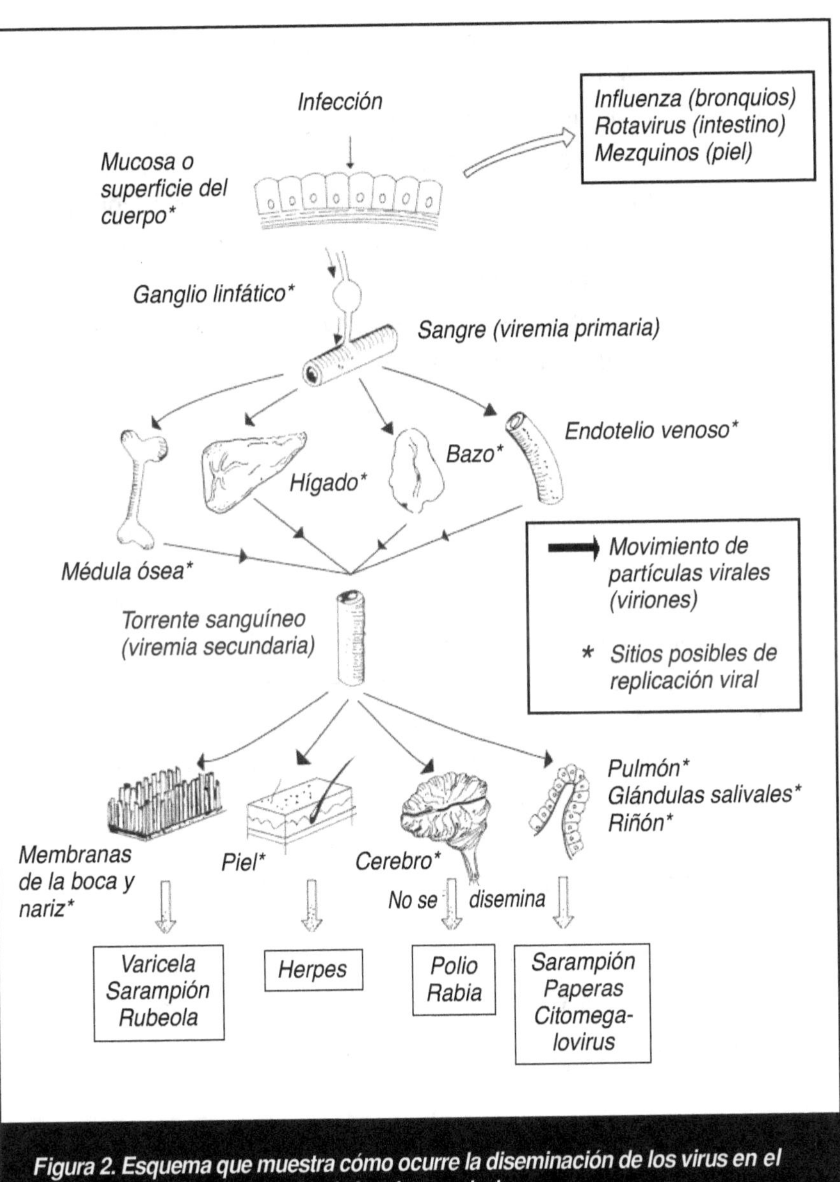

Figura 2. Esquema que muestra cómo ocurre la diseminación de los virus en el organismo, en el caso de las infecciones virales.

que se aplacaron las molestias abdominales, pero se quedó con náusea y tiritando.

El médico familiar llegó a mediodía, de nuevo las evacuaciones diarreicas y los cólicos lo torturaban. Intentó desayunar jugo y cereal, pero los vomitó semidigeridos veinte minutos después, presa de espasmos insoportables. Tras revisarlo (—y apretarme la panza en donde más me duele— pensó Ramón), el doctor explicó:

"Es lo que llamamos una intoxicación alimenticia. Generalmente se produce por consumir alimentos mal cocidos o por beber aguas frescas; ambos son reservorios de bacterias [Ramón escuchaba, sintiéndose miserable]. Tiene que ser una cantidad suficiente de microbios, para que pasen por los ácidos estomacales y se alojen en el intestino. Ahí, se multiplican rápidamente hasta exceder varios millones de bacterias vivas y liberan enterotoxinas que inflaman la mucosa. El flujo de defensas celulares hace que se formen pequeños microabscesos y aumente la permeabilidad intestinal, lo que se traduce en una diarrea abundante, precipitada por calambres de la pared del intestino bajo. Si la infección no se ataca a tiempo, se pueden producir ulceraciones e incluso paso de los gérmenes a la circulación —sobre todo en individuos débiles o desnutridos—, una complicación conocida como bacteremia, que supone un riesgo alto de morir por la infección. Se trata, pues, de acabar con las bacterias y detener la diarrea a tiempo, antes de que cause deshidratación."

—Así que te vas a tomar esto.

Sacó su recetario y apuntó tres nombres de medicamentos. Tendrían que surtirlos en la Clínica 10 esa misma tarde.

3

¿Dónde quedaron las defensas?

*Los exámenes de sangre mostraban que tenía pocos glóbulos blancos,
algunos anormales. Le extraerían un nódulo del cuello a la mañana
siguiente.*

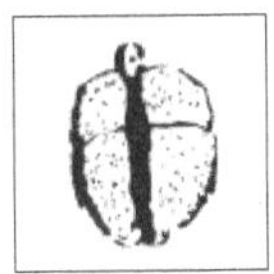 Aún adolorido y sediento, faltó a clases el lunes. No dejaba de pensar en Maricarmen. Ernesto y el Willy se aparecieron después de comer, para recordarle el partido de fútbol del miércoles. Estaba oyendo música, inapetente y sin ánimo de levantarse.

—¿Pues qué comiste? —bromeó Ernesto—; a lo mejor te hizo daño quedarte con las ganas.

—No marches, hijo —increpó—. ¿A poco preguntó por mí?

Ernesto volteó a ver a Willy con una mueca de complicidad.

—Ni modo que me buscara sólo para eso. Pero aquí éste dice que la vio dando vueltas por la biblioteca.

Willy dejó sus muletas sobre el borde de la cama, se acomodó con dificultad en una silla.

—Los de Canarios andan diciendo que nos van a meter una goliza. ¿Vas a poder jugar?

—Yo creo que sí —respondió Ramón—, pero no al cien por ciento.

Con sus secuelas de polio, Willy era aceptado como miembro del equipo. Asistía con entusiasmo a todos los juegos del llano, cargaba los refrescos y compensaba su incapacidad física actuando como masajista y estratega.

—Más te vale, porque se consiguieron un chavo que juega mucho. Lo vi el sábado, cuando le ganaron a los Chemos —dijo Willy, mordisqueando una manzana que tomó del buró.

Ramón se la arrebató de golpe:

—Te vas a enfermar tú también, 'nche Willy.

Terció Ernesto. Le mencionó que si no llovía, entrenarían esa tarde y al día siguiente. El partido en cuestión representaba la eliminatoria para el torneo de barrios, no podían perder.

—O sea que recupérate pronto —concluyó, ayudando a Willy a incorporarse—. No tenemos banca. ¿Te veo temprano como siempre?

Pensativo, Ramón asintió con la cabeza y los despidió con un apretón de manos. ¡Qué inoportuna resultaba esta infección intestinal! Por algo evitaba comer en la calle.

Trató de leer un poco, sin conseguir interesarse en el tema. Los timbrazos esporádicos del teléfono lo desconcentraban. (—Pero, ¿cómo iba a llamar? Si ni siquiera sabía el número—); durmió intranquilo.

❖

Débil, pero ansioso por volver a clases, salió y le gritó a Ernesto desde la acera. Había llovido al amanecer y los charcos amenazaban con alzarse por los aires al paso de los microbuses. Una anciana se escurría el impermeable, refunfuñando. Le dio gusto ver a los amigos, que preguntaron cómo seguía. Maricarmen no había llegado cuando sonó la chicharra para entrar al aula.

En el descanso la vio. Sostenía un vaso de café con ambas manos y le soplaba. Se acercó despacio, pretendiendo indiferencia. Cuando estuvo a unos metros, ella levantó la vista.

—¡Ay, hola! Me dijeron que estabas enfermo —su voz tan dulce como el otro día.

—Un poco —rió—, se me hace que no tengo panza de marchante.

Su ingenio pareció divertirla; le ofreció un trago de café que él rechazó por temor a contagiarla, y se sentó a su lado. Vestía medias azules de estambre y una falda a cuadros que moldeaba sus muslos. El cabello trenzado la hacía verse más niña. Goteaban las láminas de asbesto encima de ellos.

—Me da pena llamarte a tu casa, ¿porqué no salimos el fin de semana?

Le dijo que lo arreglaría, que su amiga Norma había organizado una reunión y que tal vez podrían irse a tomar un helado, aprovechando el pretexto. Con sus padres tenía confianza, pero no verían con buenos ojos que saliera sola con un muchacho. Ramón percibió esta confesión más como un reto, que como obstáculo.

Por la tarde, la cancha aún estaba húmeda y lodosa. Todo el equipo acudió a la cita. El balón pesaría lo doble, pero entrenaron con ahínco hasta caer rendidos. Willy no dejaba de hacer ademanes, blandiendo y percutiendo las muletas contra el césped. Recostados detrás de la portería, se mofaban de los aspavientos de su amigo inválido. Willy había aprendido con los años a tomar a la ligera estas burlas, incluso había desarrollado un cierto cinismo para replicar mediante albures. No fue lo mismo cuando se enfermó a los cinco años. Pasó de la tristeza inconsolable de perder sus piernas —que se desvanecían sin tono muscular— al reproche constante de sus padres por no haberlo vacunado. Primero las fiebres, la rigidez en la nuca y el dolor de cabeza, que le arrancaba el sueño; luego una operación tras otra, infructuosas. Y después, las eternas sesiones de rehabilitación, monótonas e inútiles. ¡Cuántas veces se dio por vencido! ¡Cuántas más se preguntó por qué a él y no a los otros, que seguían corriendo y nadando! Hasta que aprendió a resignarse, a culpar sólo al poliovirus que respiró o se comió aquel otoño, y que se adentró en sus ganglios linfáticos, infectándolo, paralizándolo.

—Órale, vamónos a la casa —exclamó Sebas, el portero, con la sudadera enlodada y rota por las codos—. Ya se hizo noche.

Se retiraron en grupo, esperando a Willy, que venía profiriendo insultos, y arrastraba las dos piernas como péndulo asincrónico entre las muletas, haciendo un compás.

Encontró a su mamá sentada en la cocina, apesadumbrada. Le explicó que había pasado todo el día en el hospital. Según el médico, nada alarmante en las radiografías de tórax y abdomen, pero los exámenes de sangre mostraban que tenía pocos glóbulos blancos, algunos anormales. Le extraerían un nódulo del cuello a la mañana siguiente.

Ramón refrenó sus temores. Le puso la mano en el hombro y la tranquilizó como pudo. Él recogería a sus hermanos al salir de la escuela.

Convenció a Maricarmen para que lo acompañara. La primaria les quedaba a ambos de camino; Ernesto y Willy se adelantaron para dialogar con los directivos del torneo de barrios. Se sentía muy repuesto, artífice del día tibio y soleado. Caminaban juntos y sólo se atrevía a tomarla de la mano cuando atravesaban las calles. Al pasar frente a una reja, saltó un perro intempestivamente, ladrando desde adentro; Maricarmen lo abrazó del susto, él ya no la soltó. La muchacha, contenida, se recargó en su pecho y pasó la mano por su espalda, para sujetar el cinturón. Ramón acarició ese brazo dócil con ternura, como inventando un lenguaje.

Cuando dio la vuelta a la esquina, con los tacos colgando del hombro, se sorprendió de la muchedumbre que ocupaba el llano. Incluso un árbitro, que revisaba las porterías. De verdad, Ernesto se había pulido con el compromiso. Se aproximó a sus compañeros, que estiraban las piernas o se acomodaban el uniforme. Willy fumaba nerviosamente, mientras apuntaba la alineación. Habían colocado una mesita en la banda contraria, donde un personaje de bigote, malencarado, observaba y hacía anotaciones.

—Y ése, ¿quién es? —preguntó Ramón.

—Es que ora sí cuenta. Aquí se decide quién es el equipo que representa a la colonia.

El árbitro llamó a los capitanes, Willy se agregó a cierta distancia. Los dos equipos peloteaban con sus porteros. Hasta el viento estaba tenso.

Los primeros minutos fueron de dominio parejo a media cancha. Una falta de cada lado y un tiro de esquina a favor de los Canarios, que Sebastián cubrió bien, raspándose la rodilla. Ramón y Julito, en la media, no paraban de servir balones, pero la defensa contraria estaba bien colocada o los dejaba en fuera de lugar. Willy gritando que bajaran, que bajaran más rápido. A la mitad del primer tiempo, la "nueva contratación" de ellos —un tal Fausto, bastante habilidoso— dribló a Julito y se coló por la banda derecha; tiró un centro rasante, como un balazo, directo a los pies de su delantero, que no desaprovechó. Sebas quedó tirado, casi abrazando el poste, impotente. Ernesto fue por la pelota, colérico y renegando con la cabeza. Forcejearon, se disputaron los espacios; se barrían a cada entrada y apenas conseguían penetrar al área contraria. Así terminó el primer tiempo, sin que su delantera pudiera descifrar la cerrada defensa de los rivales.

Durante la pausa, Willy insistía en que se escalonaran, que les faltaba agresividad, que estaban jugando como maricas. Julio se exasperó:

—Ya cállate, ¿quién te crees?

Aún así, enervados como estaban, acataron la estrategia. Subirían un poco a los defensas centrales, Ramón se iría a la banda izquierda y dejarían a Octavio solo en punta.

El segundo tiempo fue un desastre. Fausto los rebasó dos veces, una para clavar un tirito cruzado, fuera del alcance de Sebastián, y otra para que Perico lo enganchara y les marcaran penalty. Ramón no aguantó la constante demanda de balones que le enviaban; terminó caminando sin fuerzas y acalambrado. De no ser por el gol de cabeza de Octavio —que ocurrió demasiado tarde, en uno de los pocos tiros de esquina que concedieron—, la derrota habría sido más humillante.

—Tres a uno —remarcó Ernesto, cabizbajo—, ni el polvo les vimos.

Abatidos, caminaron bajo la tarde gris. Cruzaron las calles desatentos al tráfico, reflexionando sobre los errores tácticos, la falta de coordinación en las jugadas clave. Ernesto lo despidió con una palmaba afable, las medias sucias y caídas, luciendo un moretón reciente en la espinilla. Al pie de la escalera lo recibió la comadre, visiblemente angustiada.

—Tu mamá se quedó internada, Ramón. Dicen que la "biocsia", o como se llame, se les complicó. Que sangró mucho, pero que está fuera de peligro. Quedó en esta cama, segundo piso del Centro Médico —agregó, ofreciéndole un papelito doblado—. Aquí te apunté también el horario de visitas; tienes que pedir un pase en recepción, mañana, de 8 a 10.

Lo que faltaba; sintió que el suelo se hundía. Todavía con el estupor de la noticia, acordó con las vecinas que se hicieran cargo de los niños, habló a Puebla para avisarle a sus tíos (—no pueden venir, como siempre—) y le pidió a Ernesto que lo disculpara en la prepa y le consiguiera los apuntes. Se tragó el antibiótico, que le supo más amargo; preparó unos huevos fritos para cenar y acostó a sus hermanos, procurando calmar su aprehensión. Revisó la casa a oscuras —como sonámbulo—, y cerró la llave del gas. Sólo el aullido lejano de las sirenas quebraba la densa quietud que lo oprimía.

Ya en su habitación, recostado, mirando al techo sin poder dormir, se preguntaba:

—Y en todo esto, ¿dónde quedaron las defensas?

(Véase el Apéndice A. Los engranajes de una infección y los mecanismos de defensa).

Leyendo a Camus

Un día como hoy murió en un accidente automovilístico quien fuera la conciencia crítica de la sociedad francesa ocupada: Albert Camus.

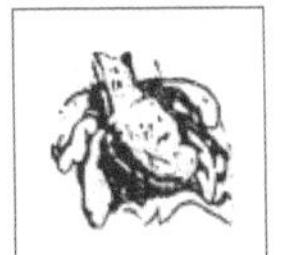

El hospital está enclavado en un área inmensa, flanqueada por edificios de corte modernista. La salida del Metro te sacude: mientras subes las escaleras eléctricas, aturdido, un mural te grita en lamentos azules y rojos las muertes —decenas de miles, nunca sabremos— del temblor de 1985. Después de transitar en las entrañas de la gran metrópoli, esta luz te abate, cegadora. Preguntas, te señalan la pared de vidrio, con los guardias supervisando el flujo constante de gente. No traes credencial, sólo la identificación de la prepa, que no sabes si te estigmatizará como paria o presunto terrorista. Pero te dejan pasar, gruñendo, y te indican donde debes informarte. Los pasillos no huelen a éter, como imaginabas, tampoco pasan camillas o cadáveres semicubiertos; sólo gente, charlando, absorta, y un médico de prisa, dos enfermeras. Frente al escritorio —que corona un símbolo críptico con una x interrogante—, te recibe una mujer aburrida, aunque cordial, quien te ayuda a resolver el laberinto: Hospital de Especialidades, a la izquierda, sobre Avenida Cuauhtémoc. Es un edificio de color arena, como un gran hotel árabe de las revistas, con balcones volados y asimétricos; te disipas en recuerdos mirando desde tu pequeñez los tragaluces. Alguien te toca el hombro, respondes aturdido, te dejas guiar. En el segundo piso, enfrentas una mezcla súbita de olores: lejía, excretas y orina dispersas en tufo de alcohol, sedante. Nadie parece advertirlo, supones que igual acabará por adormecer tu olfato. Las salas están en penumbra, indiferentes al día que recién dejaste afuera. Revisas el papelito, arrugado, cama 218. Te detienes apenas, cediendo el paso a un carrito metálico ruidoso y rebosante de frascos vacíos. La mujer te sonríe y sigue de largo, algo te dice en cámara lenta. Una enfermera de espaldas, sin cofia, carga una jeringa con un líquido espeso.

—¡Mamá!

El bulto se giró sobre sí mismo restregándose los párpados, se alisó la maraña de pelo, parecía más pálida, más vieja.

—¡Ay, Ramón! Viniste —dijo con voz quebrada—. ¿Cómo están tus hermanos?

Seguía de pie, azorado, sin saber si tocarla o sentarse sobre la cobija inerte, muy blanca.

—Están bien, los va a cuidar Doña Eulalia.

—¿Qué te contaron los doctores? —preguntó ella, pasando una mano por encima del parche, que cubría su cuello. Ramón advirtió una mancha de sangre coagulada en la gasa.

—No los he visto todavía, mamá. La comadre me dijo que sangraste mucho.

—Me desvanecí, no me acuerdo. Cuando desperté estaba aquí... tengo sed.

El suero burbujeaba lentamente, el delgado tubo de hule se perdía entre el camisón, como un cordón umbilical ligado al tiempo. Detrás del biombo, notó que gemía otra mujer.

—Voy a llamar a la enfermera —insinuó, volteando hacia la puerta.

Su madre hizo una mueca de dolor y asintió con los ojos tristes, apagados. Cuando Ramón se dirigía al corredor, se topó con una corte de batas blancas, que entraban al cubículo en procesión, intercambiando palabras en voz baja. Por delante iba un doctor canoso —claramente el de mayor jerarquía—, explicando algo ininteligible a otros tres, muy jóvenes, que lo atendían casi con veneración. Se situaron alrededor de la cama de su madre, desplazándolo a la esquina del cuarto.

—Bueno —dijo el más viejo—, y aquí, ¿qué tenemos?

Una doctora, en tono nervioso, explicó que se trataba de un "ingreso": linfadenopatía cervical y fiebre, hemorragia de pared por trombocitopenia; pendiente el aspirado de médula ósea.

Ramón trataba en vano de descifrar los términos. El jefe se acercó a su mamá y la saludó amablemente, si bien sonó automático. Con órdenes precisas, le revisó los ojos y la boca seca. Le descubrió el abdomen, que palpó con destreza, pidiéndole a su madre que respirara hondo. Se dirigió a otro médico para que le leyera los exámenes de una carpeta metálica. Desatento, lo interrumpió varias veces para cuestionarlo, como si se tratara de un examen. Dos enfermeras se mantenían atrás, apacibles; de vez en cuando sonreían burlonas. Sin despedirse de la enferma, siguieron a las camas contiguas, sumidos en sus comentarios. Ramón observó el ritual confundido, sintiéndose ausente.

—¡Señorita! —exclamó, encarando a la que se había quedado rezagada—. ¿Le puede conseguir un poco de agua? —agregó, señalando a su madre.

—Un momento —respondió la enfermera, molesta.

Todo ocurría en un ritmo prestablecido, maquinal. Él y esta mujer herida, solos en una isla higiénica, transgredida por extraños ajenos a su sufrimiento. La luz eléctrica empezó a parpadear. Pasó un rato indefinible, hasta que llegó otro doctor joven —que no había visto antes—, con la bata abierta y un estetoscopio negro colgado al cuello.

—Quihúbole —le dijo con cierto desparpajo—. ¿Es tu mamá?

—Sí —susurró Ramón—. ¿Está muy grave?

El médico debió notar su expresión compungida, porque lo tomó del hombro.

—Mira, parece que tiene un tumor, un... —hizo una pausa—, un crecimiento maligno de los ganglios linfáticos —se volteó a mirar si la enferma dormía, para continuar—: Ayer le sacamos uno de los que tenemos aquí, en la base del cuello. Pero como están bajas sus plaquetas y costó mucho trabajo, sangró más de lo que esperábamos.

Tenía una voz grave, pausada, con acento norteño. Ramón sintió que por fin algo o alguien le restituía tranquilidad.

—Hoy en la tarde nos van darán el resultado de Patología —concluyó.

—¿Me puedo quedar con ella? —preguntó, temeroso.

— No, ésta es una sala de mujeres. Pero no te preocupes, puedes venir en el horario de visitas.

En la bolsa superior de la bata, entre las plumas que sobresalían, Ramón descifró las letras mal bordadas en hilo azul: doctor

Bernardo Grinner. Lo acompañó a un cuarto anexo, desordenado y con aroma de café. Dos vasitos de plástico, papeles dispersos sobre la mesa, una vieja máquina de escribir sin cubierta, un estante con pocos libros de medicina. El médico escribió dos líneas sobre una tarjeta y se la entregó.

—Éste es un pase de visita, no lo pierdas —dijo, amable pero terminante.

Regresó a su casa antes de mediodía, Gabriela y Felipe no habían llegado. Tardó en reconocer la casa así, en silencio, alumbrada de ausencias. Sacó una lata de refresco del refrigerador, desprendiendo la nota adherida a la puerta. Firmaba Eulalia, la vecina; no la leyó. Encendió la televisión en cualquier canal y se dejó caer en el sofá.

...taicuatro años, en un día como hoy —decía el reportero— murió en accidente automovilístico quien fuera la conciencia crítica de la sociedad francesa ocupada: Albert Camus —le llamó la atención la imagen astuta, incluso cínica, del personaje encuadrado a espaldas del cronista—. *Su obra inconclusa no puede ser ignorada. Perfeccionó el drama de los mitos humanos contemporáneos, que recogió en su juventud bajo la influencia de André Gide y Simone Weil. A su libro más conocido y quizá, menos comprendido,* El extranjero, *siguió una inquietante declaración de justicia,* El mito de Sísifo. *Este ensayo es también una pregunta abierta ante el sentido de la existencia misma* —el personaje del fondo parecía sonreír con sarcasmo; el reportero continuó—: *Tras participar en la resistencia antinazi, dirige el periódico* Combat *y prepara* La Peste, *una novela simbólica que pretende recuperar la confianza en el hombre, cautivo frente a la aniquilación, que Camus representa mediante el riesgo de morir contagiado, azotado por los bubones y la fiebre epidémica...*

Sonó el teléfono, que escuchó como una perturbación distante e irreal. Era Ernesto, quien preguntaba desde la prepa cómo estaban las cosas. Quiso ocultarle su estado de ánimo, pero sonaba abatido. Mejor, le propuso que se vieran más tarde. Cuando volvió frente al televisor, el reportaje había cambiado: toros y deportes. Lo apagó.

Ernesto los encontró en la cocina, comiendo pizza; Gabi con los ojos húmedos, Felipe jugando desapercibidamente con un carrito sobre la mesa.

—¡Qué desmadre! —dijo, apuntando a las ollas sucias, la alacena abierta.

Ramón sonrió:

—¿Cómo estuvo la prueba de mate?

—Ni me recuerdes —contestó Ernesto—, teoría de conjuntos, probabilidades. Creo que nos tronó a todos.

Los niños se escurrieron a la sala. Ramón tiró las sobras en el bote de basura; sirvió dos vasos de jugo. Le relató su experiencia matutina, sin abundar en detalles. Sólo puntualizó el comentario del doctor Grinner:

—Creo que quiso decir cáncer, eso me temo.

—Pero todavía no saben el resultado del estudio, no seas pesimista —corrigió Ernesto.

—Sí, tal vez... —se quedó pensando—. ¿Oye, y Maricarmen? ¿La viste?

—Está preocupada. Le di tu teléfono; me dijo que quería hablarte.

Encima de este rompecabezas, de todas sus dudas, estaba ella. Radiante, almacenando su dicha, del otro lado de la tormenta. Se acordó de la cita pendiente del sábado, que tendría que posponer. ¡Maldición!

Esa noche volvieron los cólicos intestinales, había olvidado tomar el antibiótico. Se paró al baño en la oscuridad, asqueado y en pánico. Los términos médicos resonaban como sentencias de muerte. Trató de calmarse, bajó sin hacer ruido, a la sala, que se iluminó momentáneamente con los faros de un coche. Recorrió los lomos de los libros, uno a uno, y ahí estaba: Camus, *La peste*, Alianza... y un número impreso. Lo sacó con delicadeza, hipnotizado. Prendió la lámpara de piso y se sentó a leer. Despertó con el Sol deslumbrándolo entre las persianas, enroscado sobre el sillón, el libro abierto.

❖

Cuando entró al pabellón, no le impresionó la mezcla de olores sino la agitación. Una enfermera empujaba corriendo un carrito con instrumentos, los cables retorcidos volando a ambos lados. Más atrás, un médico estuvo a punto de embestirlo. Se apartó para dejar pasar a otras dos enfermeras que traían frascos y tubos envueltos. El caos procedía de un cubículo cercano al que ocupaba su madre; en el pasillo, una señora se cubría la cara, entre sollozos. Las enfermas —incluida su madre, semisentada en su lecho—, seguían este frenesí con nerviosismo, los ojos muy abiertos. Su entrada las perturbó; se volvieron a cuchichear, tenían las caras lívidas.

—Pasa muy seguido, hijo, a cualquier hora —le dijo su madre, como si él supiera de qué se trataba. Ante su visible estupor, continuó—: Las que están más malitas. Luego ya no te enteras, quesque bajaron a Terapia, pero ya no las regresan.

Ramón se estremeció. Le parecía estar escuchando el relato de una sentenciada a muerte.

—Pero, mamá, tú te vas a recuperar. No hables así.

—Ayer me contaron, Ramón. Con la punción esa tan dolorosa averiguaron que tengo cáncer, cáncer de la sangre —susurró, con los ojos llorosos. La palabra resonó como nunca antes en el hueco que experimentó Ramón súbitamente. Se desplomó en el borde de la cama.

—Me tengo que quedar internada para que me den el primer ciclo, así lo nombran, de quimioterapia. Esta misma tarde empiezan, dicen que me va a caer pesado... —se interrumpió, la voz un hilo desgarrado.

—Déjame platicar con tu doctor —objetó él, restableciéndose. Quería tranquilizarla, decirle que se habrían equivocado, que sólo era una pesadilla. Se limitó a tomar su mano y apretarla, mirando a su alrededor, sin hacer más que acompañarla.

Trajeron el desayuno en una charola. Le untó mantequilla en el pan tostado, agitó la leche, cortó el melón, reblandecido.

—¿Arreglaste a tus hermanos para cuántos días?

—Sólo esta semana, mamá. Después no sé, tendríamos que ver con la comadre.

—No me pienso quedar internada tanto tiempo, los extraño mucho —dijo ella, y volvieron a escurrir las lágrimas por sus mejillas.

—Ellos también. Les prometí que los traería de visita el domingo, si te quedabas —recogió un trozo de fruta que rodó por la sábana—. Se han portado muy valientes, me obedecen en todo.

Intempestivamente, entró una enfermera cargando una charola. Era una mujer joven, risueña, con huellas de acné y una voz dulce, aunque chillona.

—Vamos a aplicarte tu tratamiento, madrecita —espetó. A Ramón le disgustó el tono irrespetuoso, pero la enferma sonrió consintiendo.

—Mira nomás, que muchachote tan crecido —dijo, guiñando un ojo.

—Sí, es el mayor, Esperanza.

El muchacho comprendió que aquí se generaba un trato íntimo que no conocía. Como en las cárceles o en las trincheras, donde la incertidumbre y la muerte son fantasmas cotidianos, y fraternizar es un conjuro para alejarlos, al menos temporalmente.

—Mucho gusto —anticipó Ramón, apenas pronunciando su nombre.

La enfermera se aprestó a disolver el líquido de dos ampolletas en un tubito de plástico, conectarlo al frasco grande y vigilar las burbujas que ascendían al invertirlo. La enferma y su hijo se mantenían expectantes, como si fuesen testigos de un ceremonial. Cuando terminó de preparar la solución, la sustituyó por la que pendía del gancho metálico, insertando cuidadosamente la aguja en el tubo que se vertía en su madre.

Se dirigió a él:

—Bueno, ya se terminó la visita. Orita déjala descansar.

Ramón contestó con el mismo desenfado:

—¿Le puede decir al doctor Grinner que vine, que si me puede atender?

—Hoy no está de guardia. Pero yo le digo en cuanto lo vea.

Su madre permanecía en silencio, algo rígida, observando cómo el nuevo elíxir penetraba en sus venas, tal como si esperara una reacción física inmediata. Se despidió con un beso tenue del muchacho, que la abrazó con cariño, quizá por primera ocasión en varios años.

El tumulto citadino lo aprisionó. Hacía calor y las combis pasaban repletas, decidió caminar hacia el sur donde parecía más despejado. Atravesó la avenida y se topó de lleno con las florerías desparramadas afuera del cementerio. Su padre —recordó— ocupaba un pequeño nicho en el fondo, que visitaba su mamá en algún aniversario. Se detuvo y atisbó hacia dentro, el polvo de los andadores se perdía en espejismos.

—Aunque lo recorriera tumba por tumba, no ubicaría el sitio exacto —pensó, aspirando el aroma de nardos a su alrededor.

—¿Qué le damos, joven? —preguntó una anciana a su lado.

—El lunes paso, señora; guárdeme ese botón de claveles.

Ya no vio el gesto de incredulidad de la florista; se echó a andar.

Por la tarde se reunió con Ernesto para repasar los apuntes. Quedaba poco dinero en la alacena y salieron a comprar pan, leche y algunas piezas de pollo. Apartó cinco pesos para los niños, el sobrante para pagar el gas y el adeudo de refrescos.

5

Paseo por el amor y la muerte

La historia de la poliomielitis tiene diversos paralelismos con la pandemia del sida. Aunque el número de víctimas es mucho menor y rara vez fatal, a mediados de siglo no se conocía el germen causante y no se disponía de ninguna vacuna.

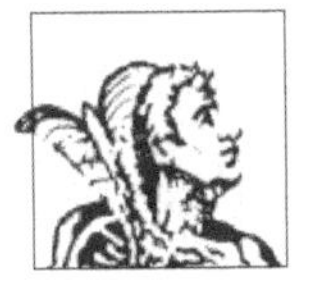 *El crecimiento de las tribus, la renuncia de la vida nómada entre las poblaciones prehistóricas, la crianza de animales, el descubrimiento de los cultivos y la necesidad de establecerse cerca de estas fuentes de nutrimentos,* dieron lugar a la formación de pueblos y ciudades. Cuando nuestros antepasados nómadas empezaron a congregarse en poblaciones fijas, esa masa humana inmunológicamente virgen se convirtió en presa de microbios y plagas. Los gérmenes empezaron a proliferar en los desechos, los animales domésticos y la basura. Nunca como antes se enfermó tanta

gente. Durante millones de años, las causas de muerte se debían a accidentes, heridas o ataques de depredadores. Los cazadores morían ante el embate de su presa, los nómadas por caídas accidentales o de inanición. Las mujeres perdían la vida durante el parto o el puerperio; seguramente ocurrían tumores y leucemias que crecían sin detectarse, y otro tanto falleció cuando simplemente le tocaba la hora. Pero la vida en los pueblos trajo consigo las enfermedades contagiosas, las infecciones y epidemias. La peste bubónica, la fiebre escarlatina, el tifo, la sífilis, los catarros. La promiscuidad y la acumulación de desechos orgánicos como portadores de gérmenes son responsables de más muertes en la historia que todas las guerras juntas.

La explosión demográfica que favoreció las concentraciones urbanas ocurrió en la Edad de Bronce, hace 6,000 años. Así nacieron las zoonosis y las endemias, contagiándose de un vector animal a un ser humano, de éste al siguiente y después a otro más por contacto con saliva, sangre o semen. En los primeros 3,500 años de vida sedentaria, la humanidad creció de 5 millones de ancestros neolíticos a 100 millones de personas. Para el siglo X a. de C., este número se habría duplicado sobre todo a expensas del crecimiento citadino en Europa y Asia.

Durante el mayor esplendor de Atenas, resultado de las comunicaciones navales por el Mediterráneo y la invasión territorial con campamentos militares poco higiénicos en Esparta, se desató la peste. El puerto principal de Grecia, el Pireo, se vio aglomerado por incontables viajeros que huían de los pueblos asediados por la guerra del Peloponeso. La mayoría se establecía en pequeñas casuchas, sucias y malolientes. Tucídides cuenta que en pocos meses, Atenas estaba plagada de ratas y sus ciudadanos caían enfermos con un mal ulceroso, escupiendo sangre, como nunca se había atestiguado. Se dice que la plaga empezó en Etiopía y cruzó el mar Mediterráneo desde Egipto y Alejandría. La mayoría de los enfermos se hinchaban, presa de ataques de fiebre, vomitando y tosiendo sangre. La piel se llagaba y rompía en úlceras pestilentes. Los moribundos *deambulaban por las calles, manchados de sangre y excretas, buscando agua con desesperación. En pocos días morían y sus cadáveres yacían hasta descomponerse en la vía pública. Los animales que comían de esta carne putrefacta, se morían también. Este brote fatal duró dos años, al cabo de los cuales un tercio de la población de la antigua Grecia había desaparecido. Después de la plaga, Atenas nunca recuperó su gloria y esplendor político.*

La forma neumónica, es decir la versión pulmonar de la peste bubónica, se conoció en Constantinopla en el siglo II. Se calcula que cuando abatió la ciudad, murieron 10,000 personas diarias y no había lugar para almacenar los cadáveres. Su origen infeccioso se conoce hoy gracias al doctor suizo Alexander Yersin, que descubrió al bacilo causal Yersinia pestis. Esta bacteria es un germen que parasita la sangre de ratones, ratas y ardillas. Se transmite mediante las pulgas de estos roedores, que chupan su sangre al picarlos y con ello la Yersinia se multiplica en los intestinos de las pulgas, un ciclo vital que es muy común en las enfermedades transmisibles. Los piquetes de pulga llevan la enfermedad de roedor en roedor y eventualmente a los seres humanos, cuando la sobrepoblación de ratas o los cambios ambientales se conjugan.

El peor desastre de la historia ocurrió a mediados del siglo XIV en Europa, que para entonces había alcanzado un crecimiento poblacional tremendo. De 1290 a 1325 se registraron lluvias intensas, alternadas con inviernos muy fríos y con ello se perdieron muchas cosechas que ocasionaron hambrunas y aglomeraciones en busca de sustento en las ciudades. La miseria y el hambre traen poca higiene y enfermedades. Del oriente del Mar Negro en Crimea llegó la "Muerte Negra" a bordo de barcos de navegantes genoveses. Del norte de Italia se propagó rápidamente a otros puertos del Mediterráneo, arrasando poblaciones enteras del sur de Europa. La idea de contagio no existía entonces. Los europeos culpaban de la plaga a los demonios, terremotos, marejadas, gitanos y judíos por igual. La versión oficial de la Facultad de Medicina de la

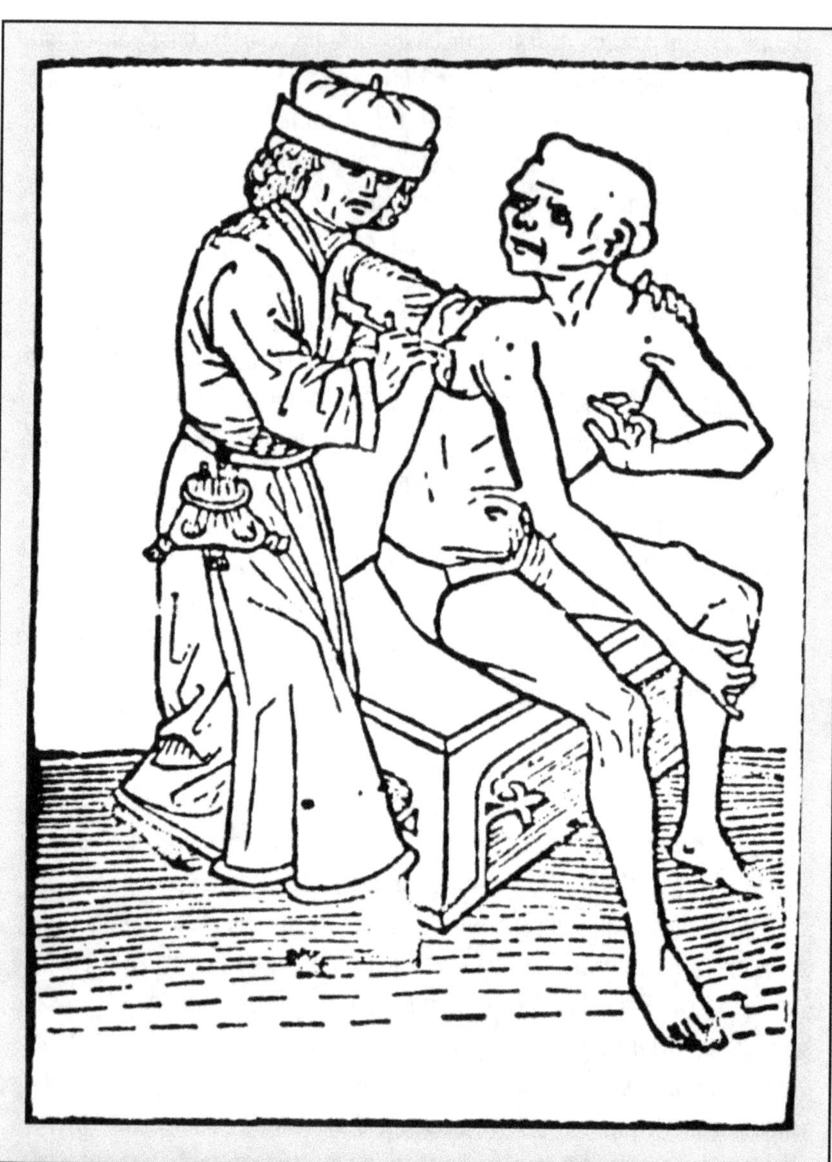

La muerte negra. En este grabado de 1482 se muestra la cirugía que se realizaba para combatir los efectos de la peste bubónica. (H. Folcz)

Universidad de París fue que la conjunción planetaria de Saturno, Júpiter y Marte del 20 de Marzo de 1345 era la responsable. El papa Clemente VI, que sobrevivió por esconderse en su palacio, relató que murieron 25 millones de personas solamente en Europa. Petrarca y Boccaccio dejaron testimonio en la literatura universal de este terrible desastre. Se construyeron muros rodeando pueblos enteros para alejar la peste, se organizaban rezos y procesiones de penitentes, pero la plaga sólo se mitigó con la dispersión de los sobrevivientes, cuando la transimisión bacteriana se hizo más distante.

Esta última observación es vigente para muchas epidemias contemporáneas. El aislamiento de los enfermos infecciosos, las famosas cuarentenas, impiden la propagación de los agentes microbianos sobre todo en poblaciones susceptibles, como ancianos, niños o enfermos inmunosuprimidos. Las escuelas y casas de ancianos usualmente adoptan medidas de separación o prevención para casos ailsados de enfermos que podrían contagiar a los demás miembros de esas comunidades restringidas. En los hospitales modernos, los cuartos aislados —frecuentemente con flujo laminar de aire o puertas dobles— sirven para confinar a los pacientes inmunosuprimidos (enfermos bajo tratamiento con quimioterapia, pacientes con sida, desnutridos o recién operados) y así evitar que se infecten con gérmenes que en sus condiciones serían difíciles de tratar. Las razones son simples. Un individuo cuya respuesta inmune está debilitada, es presa fácil de lo que damos en llamar infecciones oportunistas. Es decir, infecciones causadas por gérmenes que en condiciones normales son habitantes comensales de la piel, los pulmones, las mucosas o el intestino. La transformación de estos agentes infecciosos en patógenos, capaces de producir lesiones orgánicas, depende de que los mecanimos de defensa naturales, la inmunidad humoral y celular de una persona, estén deteriorados o mitigados por medicamentos inmunosupresores.

El caso de la endemia de sida es de particular importancia para entender cómo se contagian las enfermedades. Ésta es una inmundeficiencia *adquirida por transmisión sexual o por líquidos orgánicos contaminados con el virus responsable (que fue bautizado Virus de Inmunodeficiencia Humana (VIH), no sin controversias, por los doctores Luc Montaigner, del Instituto Pasteur de París y Robert Gallo de los Institutos Nacionales de Salud de Bethesda, cerca de Washington D.C.). Se considera que la infección por VIH es una enfermedad nueva, que por su similitud con las inmundeficiencias reconocidas en ciertos animales (ratones, gatos y, en especial, simios), pudo haberse adquirido por contacto sexual o mordidas en áreas insalubres de África Central. Esta hipótesis —al contrario de la más perversa que sugiere que el virus es producto de un error de laboratorio— tiene sus bemoles. En principio, estigmatiza a los africanos respecto de sus prácticas sexuales o sociales, y establece culpables humanos, no biológicos. Lo cierto es que el nacimiento preciso no se conoce. Se concibe que es el resultado de mutaciones periódicas de numerosos retrovirus que infectan a los mamíferos. Por mecanismos adaptativos (casi todos los microrganismos tienen la flexibilidad de cambiar sus proteínas para engañar al sistema inmune e impedir que los eliminen) "maduró" hasta convertirse en una forma infectante y citopática (es decir, destructiva) del linfocito T. Quizá con ello resolviendo un mecanismo de replicación rápida (dado que los linfocitos tienen un recambio frecuente en la sangre y comparten la propiedad de migrar y asentarse en muchos tejidos del cuerpo). El problema se hubiera limitado a unas cuantas muertes (como sucedió con el virus Ebola en África, que se aisló rápidamente antes de que se propagara a muchas aldeas), de no ser por dos factores importantísimos:*

Pese a ser citopático, el VIH destruye lentamente la reserva circulante de linfocitos. Esto es, tarda de dos a cinco años en manifestarse como una enfermedad mortal, y cuando lo hace, es porque la persona infectada tiene tan abatidas sus defensas inmunológicas (v.g. su cuenta de linfocitos) que es presa de infecciones por gérmenes oportunistas, que "se aprovechan" de su inmunodeficiencia. 2) La transmisión es silenciosa, o sea que NO se manifiesta de inmediato por tos, diarreas, fiebres altas, problemas neurológicos o hemorragias, sino que penetra las mucosas (cuando es por contigüidad sexual) o infiltra en el torrente sanguíneo a los glóbulos blancos (cuando se adquiere por una aguja contaminada o una transfusión). En eso estriba el riesgo enorme de transmisibilidad: la infección por VIH NO se nota. Una persona infectada por VIH —digamos por intercambio sexual con una prostituta durante un contacto fortuito—, puede estar aparentemente sana durante muchos meses antes de que empiecen a manifestarse los síntomas de inmundeficiencia (fatiga, fiebre o diarreas intermitentes, aparición de ganglios inflamados o pérdida de peso). En algunos casos se ha descrito una especie de síndrome gripal transitorio, pero al que el enfermo no hizo caso porque pensó que era un catarro común. Sin embargo, esa puede ser la primera y única manifestación de la viremia inicial, cuando el VIH está creciendo y proliferando en la sangre. En tales circunstancias, y con el progresivo e irrestricto aumento de las migraciones y las comunicaciones, es fácil explicarse cómo una infección callada, se ha diseminado por todo el mundo. Los Centros de Control de Enfermedades en Atlanta demostraron mediante un minucioso rastreo de los primeros casos que se notificaron en Estados Unidos a finales de la década de los setenta, que la transmisión del VIH había ocurrido a través de un sobrecargo homosexual que había tenido contactos sexuales sin protección en diversos países a donde había viajado (entre ellos en Jamaica y Haití, donde se pensaba que la infección había llegado desde África). Cuando toda la comunidad estadounidense parecía censurar a los homosexuales como culpables de la epidemia, se demostró que los drogadictos (que comparten agujas), los hemofílicos (que antes recibían transfusiones frecuentes) y algunas prostitutas también padecían VIH. Esto trajo como consecuencia el control y la filtración estricta de los productos sanguíneos en todo el mundo, el uso de condones, las campañas publicitarias referentes al "sexo seguro" (safe sex), pero aún así se siguen infectando cerca de

50,000 individuos nuevos cada año sólo en Estados Unidos. Quizás esto depende de que el mensaje sanitario se ha quedado corto, que es necesario ampliar los programas de salud para drogadictos y prostitutas, que es preciso educar a toda la población —pero muy especialmente a los adolescentes— sobre sexualidad y riesgos venéreos. Pero también sé que el VIH es muy elusivo, que muta fácilmente y que "se escapa" a los medicamentos antivirales cambiando las proteínas de su cápside (su cubierta). Los protocolos de tratamiento para enfermos con sida hoy en día combinan diversos antivirales con inhibores de la enzimas que produce el VIH (inhibidores de proteasas), así como cursos de antibióticos para prevenir infecciones oportunistas. Por supuesto, estos esquemas terapéuticos son carísimos y poco prácticos; por eso deben invertirse todos los recursos posibles en la prevención, para evitar que se infecten más personas, y en el desarrollo de una vacuna aplicable antes de que el virus haga sus estragos en el sistema inmune.

La historia de la poliomielitis, por ejemplo, tiene diversos paralelismos con la epidemia actual de sida. Aunque el número de víctimas es mucho menor, y rara vez fatal, a mediados de siglo no se conocía el germen causante y no se disponía de vacuna alguna. Todavía hoy día, los casos de contagio intestinal siguen floreciendo en lugares húmedos y aislados donde la vacuna se descompone por efecto del calor. Ahí aparecen alrededor de 100,000 casos al año, prevenibles en otras condiciones, cuando se tienen recursos y es posible educar y proteger sanitariamente a la mayoría de la población.

❖

El fin de semana fue interminable y doloroso. El sábado depositó a los niños, ansiosos como estaban, en casa de unos vecinos donde pasaron el día. Trató de estudiar y recapitular los resúmenes pendientes sin avanzar mucho, la soledad era abrumadora. Al día siguiente, se sumergió en la televisión dominical como en un embrujo. Comieron tamales con la comadre quien le ayudó a vestir a

Gabriela y a Felipe, que no paraban de pelear. A tirones los condujo al hospital para la visita familiar. Su madre lloró a mares, sin contenerse, los pocos minutos que le dejaron verlos, provocando una escena más dramática de lo que pudo anticipar. Regresaron rendidos, confusos e impotentes, haciéndole preguntas que no atinaba a responder. Por fortuna, la solidaria mujer volvió para preparar la cena y los acostó temprano. Charlaron brevemente, Ramón le agradeció que su presencia trajera algo de consuelo antes de irse. Estaba leyendo a Camus sumergido en el silencio crepuscular cuando sonó el teléfono.

—¿Se encuentra Ramón? —la voz suave, casi angelical lo restauró.

—Sí, soy yo. ¿Maricarmen?

—Supe que tu mami sigue internada, perdóname por no haberte llamado antes.

Conmovido, le mencionó lo del cáncer, que aún no ratificaba con el médico que le había inspirado confianza. Charlaron más de una hora, hilando temas del hospital a la escuela, del perfil de los compañeros al celo de los hermanos, de sus inquietudes al deseo de estar juntos. Colgó la bocina todavía excitado, el rostro ardiendo y las manos sudorosas. Soñó que la besaba ansiosamente, que respiraba el perfume cercano de su cuello y paseaba sus dedos por la espalda desnuda como descifrando un mapa cálido y voluptuoso. Al despertar, se escandalizó de vergüenza. A hurtadillas, remojó la sábana en la tina del baño; quería quemar sus calzones. Encaminó a sus hermanos a la escuela y regresó por Ernesto. A bordo del microbús se sentía expuesto, que su piel lo anunciaba, que los pasajeros podían olerlo e incriminarlo. El desinterés de Ernesto, que hojeaba el *Ovaciones* junto a él y comentaba alguna que otra noticia, le fue restando ansiedad en el trayecto.

Pese a lo deseoso que estaba por verla, se escabulló al salón de clases sin saludar a nadie. Pasó las primeras horas espantando sus tormentos como moscas, tan abstraído que casi lo descubren hablando solo. A media mañana, la vergüenza se había disipado y salió a buscarla al patio. Ella lo vio primero y lo abrazó por detrás con efusividad. El rubor lo hizo tambalearse.

—¡Ja! —rió ella—. ¿En que andarás pensando que siempre te sorprendo?

La indagación lo dejó atónito. Sintió que se le caía la ropa prenda por prenda, no supo qué contestar.

—Te asusté, perdónane —dijo ella, retirándose.

—N... no —la detuvo, sonriendo—. Es que no me esperaba...

—¡Qué tonta! Se me olvida que estás pasando muchos apuros. ¿Te puedo ayudar?

—No sabes cómo lo haces —pensó Ramón; pero sólo externó—:

—¡Ah! Muchas gracias.

—Les platiqué a mis papás de ti. Anoche. Me preguntaron que con quién hablaba tanto tiempo. Dicen que les gustaría conocerte.

Se habían sentado en el borde de una jardinera, Ramón la miraba hipnotizado.

—Hoy no puedo, Maricarmen, tal vez mañana —dijo tímidamente.

—Está bien. ¿A las cinco?

Su frescura era embriagadora, ¿cómo negarse?

❖

El hospital estaba inusualmente tranquilo. Traía consigo unas tarjetas de pronta recuperación que habían coloreado Gabriela y Felipe, su madre se emocionó al verlas. Le llevó también fotos y un escapulario que guardaba desde que enviudó. Tenía ojeras y la frente perlada de sudor.

—Este tratamiento la está consumiendo —reflexionó para sí, con coraje.

No le comentó que estaban cortos de dinero por temor a preocuparla. Ella adivinó sus cavilaciones:

—Si no te alcanza para el gasto, recurre por favor a tu tía Chelo. Dile que te envíe un giro, yo luego se lo repongo.

—¡Bonito remedio! —chistó Ramón.

Cuando su madre iba hacer que se retractara, entró el doctor Grinner.

—Buenas tardes, se ve usted bien. ¿Ya le pasaron su dosis de quimioterapia?

Su franqueza infundía una extraña calma, como si todo resultara más fácil. Ramón quería hablar con él a solas, y esperó a que revisara la venoclisis para insinuárselo. Caminaron en silencio hasta el cuarto de médicos.

—Siéntate, ¿cómo me dijiste que te llamas?

—No le dije, pero me llamo Ramón —contestó con reparo.

—Bueno, Ramón —subrayó el doctor, sin perder la expresión afable—: tu mamá tiene una enfermedad maligna de los ganglios linfáticos...

—Cáncer, dígamelo como es —interrumpió él.

—Desde luego es un tipo de cáncer, pero éste nace de las glóbulos blancos y tiene mejor pronóstico, es más tratable. Se llama linfoma o enfermedad de Hodgkin y lo diagnosticamos con estudios microscópicos al extirparle ese ganglio del cuello que te conté.

Ramón se relajó en la silla, se mostró menos defensivo.

—El linfoma que tiene tu mamá se ha diseminado a varios ganglios, todos arriba del diafragma —es decir, de la barriga para arriba—, cosa que también es una ventaja. Le indicamos un tratamiento fuerte, a base de cuatro medicamentos que van a destruir a esos linfocitos malignos, pero también van a menguar sus defensas.

Un tanto desconcertado, externó:

—No entiendo muy bien, ¿qué le va a pasar entonces?

—A ver... Estas drogas suprimen tanto los glóbulos blancos dañados por el linfoma como los normales; aquellos que nos sirven para defendernos de virus y bacterias. O sea que en cuanto haga efecto la quimioterapia, tendremos que cuidar que no se infecte. Más o menos en una semana.

—¿Una semana? ¿Se va a quedar aquí todavía una semana?

El médico se percató de la ansiedad que despertaba.

—Eso esperamos, si todo va bien.

Ramón frunció el ceño en un gesto de impaciencia.

—Me imagino que no tienes quien te ayude en casa —dijo el doctor Grinner.

—La verdad, no. Ya me da pena molestar a las vecinas. Pero, pues, si se tiene que quedar...

—Mira huerco —(lo de "huerco" le molestó)—, quizá podrías mandar a tus hermanos... me contó tu mamá que son tres, ¿verdad? —Ramón asintió sin dejar de mirarlo—. Mandarlos con un familiar, mientras tú te haces cargo. No te quiero mandar con la trabajadora social, porque te va a abrumar de papelería. Si yo puedo ayudarte, me avisas.

Lo dijo con una sinceridad que no dejaba duda. Se lo agradeció sonriendo y fue a despedirse de su madre, que dormitaba.

Emprendió el regreso pensativo, eludiendo a los transeúntes, que lo obligaban a cambiar de dirección. Sin proponérselo, se encontró frente al Panteón Francés. Entró sin rumbo fijo, deambulando entre las criptas. Una brisa manchada de polvo se paseaba entre las tumbas, que adornaban en su mayoría flores marchitas. Aquí y allá una figura sombría rezaba o limpiaba una losa. Un hombre moreno, la cara engullida en arrugas, se aproximó:

—¿A quién buscas?

La pregunta sonó como si los muertos fueran sus confidentes, como si esperaran indefinidamente a ser visitados por familiares olvidadizos. Ramón dudó un momento de su cordura:

—¿A poco se conoce todas las tumbas?

El viejo se sacudió el uniforme azul, desteñido. Hizo una mueca que se desvaneció entre sus arrugas, la voz sepulcral: —A todos, menos a los nuevos. Tengo más de treinta años de sacudirlos.

Fumaba una colilla sin filtro, una capa lustrosa teñía sus dedos ocres y nerviosos.

—Vengo a ver a mi padre —admitió Ramón—, nomás que no sé dónde ...

Dejó trunca la frase porque el sepulturero se dio la vuelta de improviso y emitió una seña vaga para que lo siguiera. Recorrió diversos andadores sin prisa, ajeno al muchacho que lo seguía, y terminó por meterse en una caseta maloliente y lúgubre recargada contra el muro norte del panteón. Sacó una carpeta roída que parecía deshojársele entre las manos; lo escudriñó con ojos entrecerrados:

—¿Nombre?

—Ramón... Ramón Santiago López —dijo titubeando.

Con el índice tortuoso, el viejo recorría una página tras otra. Ramón se desesperaba. Cuando iba a sugerirle que buscara en la letra L, carraspeó:

—Fila 17, Lote 55, por allá.

El señalamiento fue tan efímero que Ramón se quedó buscando a la distancia para ubicarse. Iba a pedirle nuevamente que lo orientara, pero el sepulturero se había esfumado cual espectro.

La lápida estaba agrietada e invadida de hierba seca, las fechas apenas visibles. Ramón la observó durante un rato, sumergiéndose en la marea de los recuerdos. Su padre lo llamaba desde el cerro, sus dientes blanquísimos brillando entre los amates, el sombrero de palma echado hacia atrás. Tenía en brazos a Gabi, todavía una bebé, que manoteaba. Se veía tan robusto, tan sano, convocando al Sol y a la felicidad. Murió tres meses después, Ramón nunca indagó la causa.

Salió a buscar a la florista y compró dos docenas de claveles. En reciprocidad, la anciana le regaló otra media docena que él distribuyó en las vasijas que flanqueaban la tumba. Arrancó la hierba y sacudió la tierra que empañaba el epitafio. Se retiró despacio, con las manos en los bolsillos, sonriendo, sonriéndole a su padre.

❖

Aprovechó el día siguiente para pagar la luz y el agua. Las cajas del banco estaban saturadas, el ambiente sofocante. Desde la calle, un cilindrero alargaba la espera con su tonada recurrente. Cuando por fin acudió al hospital, encontró la cama de su madre vacía. Le informaron a disgusto que estaba en un "estudio" —una tomografía, precisó otra enfermera—; nadie sabía a que hora estaría de vuelta. Le dejó una nota garabateada en una servilleta y se cercioró de su estado con las demás enfermas del cubículo. La frustración lo acompañó todo el camino.

Después de comer, más repuesto, se cambió de ropa y tardó en peinarse, hasta que constató que el copete no se rebelaba. Escogió incluso la ruta de llegada con meticulosidad, pero calculó mal la hora y tuvo que dar varias vueltas a la manzana para hacer tiempo. A las cinco menos dos, apretó el timbre. La imagen de Maricarmen, así enmarcada en el umbral, le resultó aún más hermosa. Se había puesto arracadas, una blusa de algodón con encaje de grecas y falda de mezclilla, que torneaba sus piernas desnudas; los rizos le cubrían los hombros, como espuma.

—Pasa, pasa —lo tomó de la mano—, ¡qué bueno que viniste!

Su casa estaba decorada con sencillez: la estancia con pocos muebles, una consola pasada de moda en la esquina, paisajes y trofeos deportivos, un comedor de cedro para ocho, una foto nupcial desenfocada. Se acomodaron en el sillón largo, Maricarmen se puso un cojín inadvertidamente sobre las piernas. Nervioso, sintiéndose observado, le relató su encuentro fantasmal con el viejo sepulturero, el orgullo con que retocó la tumba y su conversación con el doctor Grinner. Cuando se interrumpió, ella le tomó la cara como ofrenda, lo atrajo y lo besó en los labios, dulcemente. Ramón se quedó perplejo; advirtió que le hormigueaban las ingles y le ardían las mejillas. Esperó a que abriera los ojos y la estrechó sujetando sus brazos descubiertos con suavidad para besarla, ambos temblaban. Su mano se deslizó por debajo de la blusa; al contacto con su piel Maricarmen se estremeció con un suspiro, apretó los muslos. Él hundió la cara en su cabello, ella se dejó arrastrar, intensificando su respiración, retozando, excitándose. Se separaban momentáneamente para verse a los ojos fulgurantes, las pupilas dilatadas. Con ritmo más y más apasionado, se tocaban, se vertían en saliva y sudor dentro del otro. Ella sentía derretirse en una humedad inusitada; él, que iba a estallar sin límites.

Afuera se oyó un coche que se detenía, se azotó una puerta. Maricarmen se desprendió alarmada de su abrazo, se paró de golpe y se alisó la falda. Ramón trataba de contener el aliento y ocultar su erección. Alcanzó una revista del mueble contiguo y simuló hojearla. Los padres entraron despacio, como dándoles tiempo —si supieran.

—Hola, mi niña —dijo la señora: robusta, pelo teñido, matriarcal.

—Mamá, éste es Ramón, mi compañero de la prepa —apenas suavizando el jadeo.

—Mucho gusto —se incorporó él, la revista a la altura de la pelvis.

—Siéntate, estás en tu casa. Maricarmen me cuenta que tu madre está hospitalizada. Espero que no sea grave.

El padre emitió un sonido gutural y se internó en la cocina, Ramón se sintió aliviado.

—No, señora, parece que se va recuperando.

—Estas cosas pasan cuando uno menos se lo espera, pero seguramente estará bien atendida, ¿verdad?

No esperó respuesta, y agregó:

—Bueno, los dejo. Me la saludas mucho.

Intercambiaron una sonrisa matizada de complicidad, habían sellado su noviazgo.

6

El pabellón de infecciosos

El pabellón de infecciosos, que él se imaginaba como un despliegue de bubones y sangre, resultó una serie de cuartos aislados, bastante higiénicos.

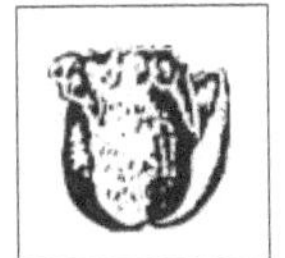

Todavía inmerso en recuerdos, impregnado del perfume floral de Maricarmen, dejó a sus hermanos en la escuela y se dirigió al Centro Médico. Estuvieron a punto de recogerle el pase de visita, que extrajo de la bolsa posterior, arrugado y poco legible. Al llegar al segundo piso, se topó con Esperanza, la enfermera, a quien saludó de paso. El doctor Grinner, que salía leyendo unas notas del cuarto de su mamá, levantó la vista y se detuvo frente a él. A Ramón le sorprendió su aspecto cansado, la bata arrugada, el gesto adusto. Pero su voz contenía el mismo tono amistoso e informal:

—¿Qué pues, huerco? Hace rato que no nos mirábamos —sonaba aún más afable, y continuó—: ven un momento conmigo al cuarto médico.

Ramón intentó evadirlo para saludar primero a su madre, pero Grinner lo había tomado del brazo con firmeza y lo jaló a su lado.

—Siéntate, Ramón, te invito un refresco.

Aceptó sonriente, cediendo a su intriga y ansiedad. Percibía un dejo de pesadumbre en la cordialidad del médico.

Extendiéndole una lata de Coca, el doctor Grinner lo miró a los ojos.

—Desde anoche tu mamá tiene fiebre... muy alta —agregó, tras una pausa. Ramón tragó con dificultad, su espasmo laríngeo rompió el silencio.

—Eso significa —siguió el médico— que sus mecanismos de defensa se debilitaron mucho con la quimioterapia. Al atacar las células blancas malignas, también nos llevamos a las normales; sucede con frecuencia...

Al muchacho le pareció una explicación frívola y lo interrumpió.

—¿Qué no lo sabían? ¿No hay forma de prevenirlo?

Su tono deliberado, con rabia. Grinner mantuvo la calma.

—Uno nunca sabe de antemano como responderá la médula ósea de cada enfermo. Las dosis de los medicamentos se calculan con base en la superficie del cuerpo, pruebas de laboratorio y esquemas preestablecidos, pero deben ajustarse individualmente.

El médico adoptó una actitud docente, como si dictara una conferencia. Más que resentirlo, Ramón se interesó.

—Los glóbulos blancos son muy sensibles a estas drogas... estos fármacos —corrigió, para evitar inconsistencias—. Algunos penetran en su código genético como toxinas, o alteran ciertos mecanismos de reparación celular o hacen más frágil la membrana de estas células.

Ramón escuchaba atento, rumiando sus propias nociones de biología (véase la figura 3).

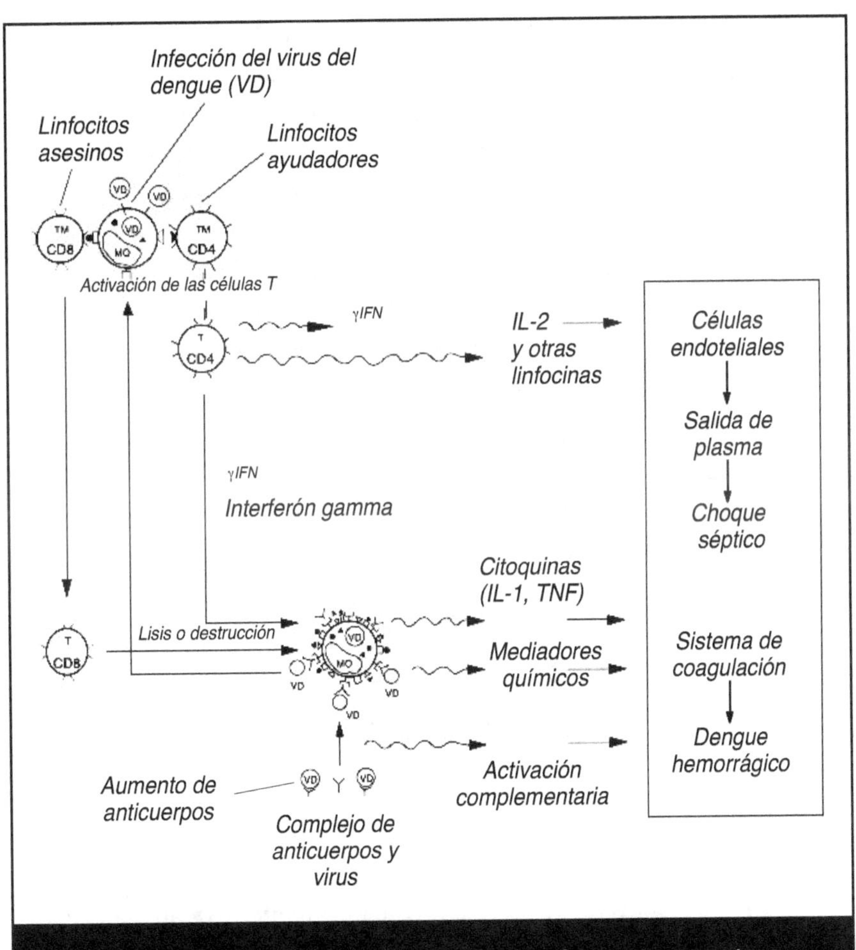

Figura 3. Interacción del sistema inmune con los virus y otros agentes infecciosos.

—Pero no son perfectos —puntualizó el doctor—, aunque están diseñados para integrarse a las células que se replican más rápido —el gesto de asombro de Ramón lo hizo detenerse—. Quiero decir, que destruyen más a los glóbulos que están creciendo anormalmente, a los que han perdido el control.

—¿Pero cómo pueden saber...? —se atrevió a preguntar.

—Pues no hay manera, Ramón. Tu mamá tenía varios ganglios linfáticos infiltrados por este tumor, la enfermedad de Hodgkin —el nombre le resonó en su cabeza como una maldición por fin adjudicada—, le dimos una combinación apropiada pero deprimió su médula.

—¿Cómo? —dijo Ramón, repitiendo en silencio el nombre del mal.

—La enferemedad o linfoma de Hodgkin ocasiona que los glóbulos blancos normales se sustituyan por glóbulos malignos. Por eso bajaron mucho sus leucocitos, y eso presupone un riesgo grave para contraer infecciones —al muchacho le pareció que Grinner empleaba otra vez ese matiz distante en la voz—. Por eso la trasladamos a un área especial del hospital.

Siguiendo las instrucciones, Ramón descendió por pasillos y salas de espera, absorto, sin reparar en las caras sombrías en su derredor. El pabellón de infecciosos, que él imaginaba como un despliegue grotesco de bubones y sangre, resultó ser una serie de cuartos aislados, pequeños pero bastante más higiénicos. Preguntó por su madre y esta vez tuvo que pasar el ritual de colocarse un bata azul, abierta hacia atrás, y un cubrebocas, cuyo extensible le ayudó a sujetar una enfermera. Se preguntaba si lo reconocería solamente por los ojos asustados.

—¡Hijito! —exclamó al verlo, con una tenue voz ahogada en llanto—. Perdóname —agregó, enjugándose las lágrimas—, es que ya me dio miedo.

La imagen de su madre, tan frágil y pálida, parecía aniñada.

Ramón volteó hacia la enfermera que atestiguaba la escena para solicitar permiso de acercarse, ella asintió. Por primera vez en muchos años, se recargó en su hombro y sollozó. Se volcaban en este sentimiento quebrado la sonrisa ausente de su padre, su orfandad, su temor a hacerse hombre y estar solo.

Cuando salió del hospital, dejando a su mamá más tranquila y adormilada, se dirigió al panteón. El aire turbio del mediodía apenas lo tocó, cargado de olores a tortilla frita y combustible. A distancia identificó al viejo sepulturero cambiando flores marchitas. La tumba de su padre parecía hoy menos siniestra: un lugar común, casi apacible. Se detuvo frente a la lápida y habló en voz baja, sin reparar en su soledad.

—Papá, hasta ahora no había tenido que hacerme cargo de los problemas que me dejaste. La casa y mis hermanos se cuidaban solos, yo cumplía con ir al colegio, nada más con crecer sano y no enfermarme.

Lo sacudió un escalofrío, se ajustó la chamarra y prosiguió su monológo hacia la piedra.

—Pero siempre crecí con miedo, a contagiarme de algo incurable, de morirme como tú. No hubo chance de que me dijeras cómo hacerle, cómo ser más fuerte, cómo resistir y protegerme de la muerte.

Un brisa polvorienta sacudió el entorno. Ramón se restregó los párpados húmedos, recobró el aliento.

—A la mejor nunca te había perdonado, y me dolió más cuando se enfermó mamá. Pero ya sé que no estás y no puedo hacer que regreses. Me toca seguir este camino donde tú lo dejaste. Lo que sí te digo es que voy a ser yo, no otro tú... y así aprenderé a perdonarte.

Se inclinó sobre la lápida empolvada y vio caer una lágrima que estalló en las letras herrumbrosas. Las limpió una a una con cuidado, en una caricia de continuidad, como recibiendo un legado.

Sus hermanos estaban solos en casa, viendo la televisión. Se recargaron de un salto contra el respaldo del sillón al oírlo entrar.

—¿Y mamá? —preguntó Gabriela.

—Está mejor —le dijo, alisando su cabello revuelto—, van a ver que sale pronto del sanatorio. Mañana o pasado los llevo a visitarla.

Esa noche retomó la lectura de *La peste*: "*Sí, había que recomenzar y la peste no olvidaba a nadie por mucho tiempo. Durante el mes de diciembre flameó en los pechos de nuestros conciudadanos, iluminó el horno, pobló los campamentos de sombras con las manos vacías, no cesó de avanzar con su paso paciente y entrecortado. Las autoridades habían contado con los días fríos para detener el avance, y no obstante, la peste pasaba a través de los primeros rigores sin acusar debilidad. Había que aguardar aún. Pero a fuerza de esperar ya no se espera y la ciudad entera vivía sin porvenir. En cuanto al doctor, el fugitivo instante de paz y amistad que le había sido dado no tuvo continuación. Se había abierto un nuevo hospital y Rieux no tenía ya conversación más que con los enfermos. Observó, pese a ello, que en el estado presente de la peste cuando revestía cada vez más la forma pulmonar, los enfermos parecían ayudar al médico en alguna forma. En vez de entregarse a la postración y a las locuras del comienzo, parecían hacerse una idea más exacta de sus intereses y exigían ellos mismos lo que les podía ser más favorable. Pedían incesantemente de beber y todos querían calor. Aunque la fatiga fue la misma para el doctor, en esas ocasiones se encontraba, sin embargo, menos solo*".

Ramón cerró despacio el libro, deslizando sus dedos de entre las hojas. Volteó hacia la ventana, que repiqueteaba con la lluvia nocturna.

—Tampoco estoy tan solo —reflexionó, y se fue a descansar.

❖

Otro fin de semana caótico. Te despierta el timbre del teléfono, bañado por una luz cegadora que se filtra entre las persianas. Manoteas el auricular con torpeza y escuchas, distante pero reconocible, el relato contrariado de Esperanza. Te mojas la cara, más por instinto que higiene y vistes las primeras prendas que encuentras. Levantas a los niños, somnolientos y quejumbrosos. Les explicas que mamá no está bien, tiene fiebre alta y vas a acompañarla para asegurarte de que se reponga. Los dos pares de ojos te miran sin parpadear, su desolación es transparente.

La vecina también se desconcierta, pero promete que los vigilará. Tu sensación de incongruencia se acentúa en el autobús. La gente ríe, cuchichea, se roza, mientras permaneces aislado en el vasto mar de tus pensamientos. El Centro Médico resulta más tumultuoso que de costumbre. Puestos de periódico, vendedores de dulces y de fayuca, lavacoches y acróbatas de semáforo se mezclan cual personajes de una comedia lejana. La sala de terapia intermedia está inmersa en un silencio que aprisiona. Oyes el rechinar de tus tenis, tu aliento rítmico, los monitores, el susurro de las enfermeras.

—Buen día —y reparas en la contradicción—, vengo a ver a la señora Adela Gutiérrez, que estaba en la cama 218.

Tu rostro debe reflejar angustia, porque la enfermera te hace pasar con un gesto maternal de aflicción compartida. Es una mujer añosa, de brazos flácidos, que cojea al caminar. Te señala una bata azul, un nicho con cubrebocas, un atuendo que ya conoces. Tu madre está aislada en una cuartito de cristal, tubos de suero goteando a cada lado que le penetran por el cuello amoratado. Tiene los párpados hinchados, la respiración entrecortada y perlas de sudor que gravitan sobre su frente y su pecho semidescubierto. Otra enfermera te señala desde adentro que la esperes con sus guantes de látex ensangrentados, está haciendo una curación. No te estremeces, a estas alturas esperas lo peor.

—M'mhj —alcanza a emitir entre los labios secos y tumefactos. Los dedos se mueven con ansiedad, está sujeta a la cama con brazaletes hechos de gasa.

—¿Por qué la amarran? —preguntas indignado.

Te explican cordialmente que está agitada, que en su delirio se arrancó los sueros, que a ratos no reconoce y se puede lastimar. Se te nubla la vista de tristeza, acaricias su mano, su frente húmeda. Ayudas a lavar su boca, a detectar signos de alarma; mañana hay que avisar que la solución venosa requiere cambiarse, después a darle vuelta, protegiendo sus heridas y escaras. El tiempo se ha vuelto inefable, aquí adentro se diluyen la noche y el día.

¿Qué saca uno con enamorarse?

La tuberculosis es una infección crónica causada por dos especies de actinomicetos bacilares, el Mycobacterium tuberculosis *y el* Mycobacterium bovis. *Puede dañar virtualmente cualquier sistema del organismo, pero ataca con más frecuencia los pulmones.*

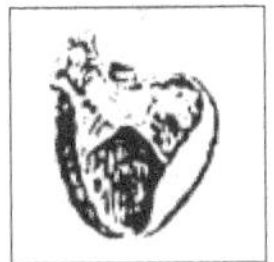

Se había olvidado de llamarla. Si acaso salió un momento del hospital fue para comprarse una torta o comunicarse con Doña Eulalia para saber de sus hermanos. El hambre y la madrugada eran sus únicos limitantes. Comía con desgano y sólo para mantenerse despierto.

A la tercera noche su madre volvió en sí. El doctor Grinner, que lo pasaba a ver cuando estaba de guardia, le explicó que los productos químicos que se liberan de una infección inducen una respuesta de las células cerebrales (la neuroglia, recordó). Estas células se activan y secretan sustancias que causan escalofríos, dilatación de venas y arterias, además de interferir con algunos mecanismos neurotransmisores. Se afecta el sueño y la vigilia, y dependiendo del estado de gravedad que suscita la infección, puede ocasionar confusión o coma. En las visitas médicas oyó como se referían a este fenómeno: síndrome orgánico cerebral.

—Te ves cansada, mamá. Pero ya estás mejor —se adelantó a confirmar.

El muchacho recordó que Sabina, la auxiliar del turno matutino, le había insistido que le hablara a su madre aunque estuviera inconsciente.

—Los enfermos nos escuchan entre sueños, como las plantas —dijo la mujer con un tono severo que sonó a hechicería.

Y Ramón le hizo caso. Estuvo hablándole mientras ella se reponía de sus delirios. Sintetizó en un cuento imaginario los capítulos leídos de Camus, confesando que se había identificado con el médico de *La peste*. Le contó también de Maricarmen, de cuánto le gustaba, de sus rizos y el resplandor de sus ojos. De lo fácil que había sido su comunicación y de sus planes para formalizar el noviazgo. Una tarde, después de la visita general y la curación vespertina, le platicó de sus incursiones en el cementerio. Creyó ver que parpadeaba cuando mencionó la tumba de su padre y se contuvo.

—¿Me estás oyendo, mamá?

El clic repetitivo del monitor se confundía con el jadeo roncante de la enferma. Ramón aguardó unos instantes y continuó:

—Yo no sé si te acuerdas, porque nunca nos llevaste, pero está hacia el fondo del panteón, junto a una vieja cripta medio abandonada. Ya le encargué a un anciano que trabaja ahí que nos la cuide. Le ofrecí un paquete de cigarros cada quincena.

Volteó a ver si sonreía con él por su comentario chusco, pero la enferma seguía dormitando. El muchacho endureció la voz.

—Nunca quisiste decirme de qué murió, por vergüenza, yo creo. Te oí comentar un día con la abuela que pensaban que era sífilis (eso que llaman neurosífilis, cuando la infección crónica por el *Treponema pallidum pallidum* se aloja en el cerebro), porque perdió la razón y se fue apagando como vela enjuta. Me tardé mucho en entender por qué tanto misterio. Hace poquito hablé de eso con el doctor que te atendió en el segundo piso. Le agarré confianza porque es joven y me trata con respeto. Sí te has de acordar, se llama Bernardo Grinner y es norteño, bien cuate. Pues antier estuve platicando un rato largo con él acerca de mi papá. Cuando le dije los síntomas que recuerdo y los otros que te oí contarle a mis tías en el velorio, me explicó lo de la tuberculosis. Empezó con mucha tos después de una ida a la sierra, pero como fumaba no le hizo mucho caso. Me acuerdo que tú le insistías que viera a un médico, que se estaba desmejorando. Luego se quejó de fiebres. Enflacó mucho pero seguía trabajando. Yo le vi cambiar el color de piel: ocre, como si su tierra sureña se le hubiera pegado a la carne. Los médicos no daban con el diagnóstico y yo me imagino que tú empezaste a desconfiar. La última vez que lo vi, ya internado, casi ni lo reconocí. Estaba ojeroso y pálido, bien jodido. Pero me sonrió, mamá, le dio mucho gusto verme y me abrazó fuerte. Ya no podía ni hablar y se me quedó mirando, con tanta dulzura que hasta miedo me dio. No lloré porque no entendía nada. Mi agüe dijo que se había ido lejos, a un paseo con Dios, pero que estaría pendiente de nosotros. ¿¡Cómo iba yo a creerle!?

Se detuvo al ver pasar a una enfermera.

—Debe creer que estoy loco —pensó.

Intimidado al verse sorprendido, Ramón se refugió en el cuarto médico. Conocía ya a la mayoría de los residentes de Terapia y

Medicina Interna, que lo trataban con afabilidad y desparpajo. El cuarto médico se había convertido en su guarida provisional, entre tecleos inconstantes de máquinas de escribir, dormitaba o leía los tomos de medicina lastimados por el uso continuo de los residentes y estudiantes. Pedía permiso en voz baja al entrar —que casi nunca topaba con intolerancia—, y se refugiaba en una esquina de la mesa desordenada para leer. A veces, aceptaba un vasito de café y escuchaba las bromas de los residentes, que mitigaban así la ansiedad y el aburrimiento de las noches de guardia.

Esa noche, solo con el borboteo del café que se destilaba, repasó el libro de medicina interna que le había prestado el doctor Grinner ("Te lo encargo, vato. Está maltratado pero me salió muy caro.") Desdobló un par de hojas arrugadas en el capítulo apropiado, y leyó, haciendo pausas en voz baja ante los términos médicos que no entendía:

"La tuberculosis es una infección crónica causada por dos especies de actinomicetos bacilares, el Mycobacterium tuberculosis *y el* Mycobacterium bovis. *Puede dañar virtualmente cualquier sistema del organismo, pero ataca con más frecuencia los pulmones, y se caracteriza microscópicamente por la formación de granulomas. Antes del descubrimiento de los antimicrobianos, el tratamiento se basaba en confinar a los enfermos en sanatorios, se les drenaban las cavitaciones pulmonares y se les alimentaba lo mejor posible."*

Se acordó de haber leído *La montaña mágica* de Thomas Mann, que su madre le regaló hacía dos navidades.

"La era moderna de la tuberculosis empezó después de la segunda Guerra Mundial cuando se demostró la eficacia de la estreptomicina y la isoniazida como agentes antituberculosos. Aun así, desde el siglo XIX se sabe que la diseminación rápida del bacilo depende de condiciones de hacinamiento —que favorecen el contagio por vía respiratoria— y su transmisión en poblaciones con poca resistencia a la infección, como los

desnutridos, ancianos o pacientes con cáncer. Las micobacterias infectan a cerca de dos mil millones de personas en todo el mundo y se calcula que la tuberculosis causa tres millones de muertes al año, más que ninguna otra enfermedad infecciosa. Se estima que 10% de las infecciones terminan en tuberculosis activa y que la mitad de los enfermos se vuelven contagiosos porque desarrollan múltiples cavernas pulmonares donde reside y se multiplica el bacilo. La tuberculosis se concentra hoy en día en ciertas comunidades desprovistas sanitariamente, como los alcohólicos, los drogadictos, las poblaciones migrantes o marginadas, los presos y los enfermos con inmunodeficiencia adquirida. El 80% de los casos de infección primaria ocurren en niños racial o socialmente desprotegidos. Por eso, la interacción potencial del bacilo tuberculoso y el VIH a nivel global es muy importante, sobre todo en países en desarrollo. Aunque es cada vez menos frecuente, la diseminación de Mycobacterium bovis *por consumo de leche de vaca contaminada es otra forma de contagio, principalmente en áreas rurales. Se reporta también la inoculación cutánea en médicos y enfermeras, así como la transmisión venérea. Sin embargo, casi todas las infecciones ocurren por la inhalación de partículas aerosolizadas que contienen bacilos, al toser, hablar o estornudar. Un enfermo con accesos de tos puede desprender 3,000 partículas infectantes, y muchas más con un estronudo. La infección probablemente no ocurre en ambientes exteriores, pero aumenta mucho con la exposición o la convivencia prolongada. De ahí la importancia de mantener vigilancia y aislamiento estricto en hospitales, residencias de ancianos o cárceles."*

Entró al recinto una interna, Diana, con el pelo suelto, sujetando dos tubos de ensayo y algo apresurada.

—Ah, eres tú —dijo, y salió sin esperar respuesta. Él se limitó a sonreír ante la escena volátil, aunque común de una noche de hospital, y reanudó la lectura.

"La tuberculosis es el prototipo de las infecciones que requieren de

integridad celular para su control. En las primeras cuatro semanas, el individuo infectado no desarrolla defensas inmunes contra el bacilo. El microrganismo se multiplica sin obstáculos en los alveolos pulmonares, hasta que se establece una reacción de hipersensibilidad retardada en algunas semanas. Esta respuesta puede detectarse al inocular la piel con preparados solubilizados del bacilo (la llamada reacción de tuberculina). La proliferación de leucocitos susceptibles al bacilo tuberculoso, su activación local y su tendencia a congregarse en los tejidos, es lo que da lugar a la formación de granulomas, tan distintivos de la enfermedad. Se producen además focos de células muertas y licuadas, que al avanzar producen cavitaciones repletas de gérmenes inmersos en un material de consistencia de queso, conocido como necrosis caseosa. Si no se detiene, el proceso se disemina localmente o en forma de metástasis por vía sanguínea o linfática, infectando así otros órganos distantes" (véase la figura 4).

La luz neón del negatoscopio en la pared parpadeó varias veces y se apagó. Ramón se levantó, prendió y apagó la lámpara varias veces hasta cerciorarse de que no se encendería y continuó leyendo.

"Una vez que se contiene la infección primaria, si la inoculación de bacilos es baja, queda una lesión cicatricial en los pulmones que puede verse como un nódulo calcificado mediante radiografías. Robert Koch, el descubridor del bacilo, reconoció también un fenómeno (por eso llamado fenómeno de Koch) que define la reinfección tuberculosa. Observó que una segunda inoculación de micobacterias en cuyos infectados producía una reacción acelerada con marcada inflamación y necrosis (muerte celular). Casi todos los casos de tuberculosis activa en personas previamente infectadas son resultado de una diseminación inicial, pero cuando el contagio es intenso, la reinfección por vía respiratoria es la regla. Cuando el inóculo aéreo es abundante o fallan los mecanismos de defensa del paciente infectado, sobreviene la sobreinfección.

"La meningitis tuberculosa es producto de la ruptura de un tubérculo

(formación granular donde se alojan los bacilos) en la base del cráneo o en la médula espinal. De ahí se disemina al cráneo siguiendo la fina cobertura que forman las membranas meníngeas para proteger al cerebro. La enfermedad usualmente empieza con decaimiento, fatiga, dolores de cabeza y fiebres intermitentes. Después de 2 o 3 semanas, aparecen signos de confusión mental, vómitos, alteraciones neurológicas y rigidez del cuerpo. Si no se identifica y se trata adecuadamente, la invasión tuberculosa progresa hasta el estupor y el coma. La clave para hacer el diagnóstico es la punción lumbar, para extraer líquido cefalorraquídeo e identificar tanto al bacilo tuberculoso en cultivo como las consecuencias bioquímicas de su implantación cerebral. El pronóstico depende de la edad, la duración de los síntomas y la afectación neurológica. La mortalidad por meningitis aumenta considerablemente en enfermos mayores de 50 años o quienes han cursado la enfermedad por más de dos meses sin tratamiento apropiado."

—Como mi papá —concluyó Ramón.

Aclarada la verdadera causa de la muerte paterna, pensó en todo lo que se ocultaba bajo el resentimiento de aquellas correrías juveniles que su madre nunca le perdonó a su papá. Como tantos otros hombres del campo de esa generación, debe haber contraído gonorreas o infecciones prostáticas en las madrugadas de descubrimiento sexual en esos prostíbulos itinerantes que oyó relatar alguna vez en las reuniones varoniles. O como su tío Felipe, que todavía el año pasado acudía con el especialista para hacerse dilataciones uretrales porque "se le tapaba el caño", según decía. Ramón recordó las alocuciones de arrepentimiento de estos hombres, que culpaban a la ignorancia, a la pobre higiene de otras épocas.

—¡Qué esperanzas que anunciaran los condones con la naturalidad que lo hacen ahora! —reclamaba su tío Felipe una tarde que lo acompañó al urólogo.

—En mis tiempos, si te metías a una farmacia a comprar uno, te veían como criminal o pervertido.

Con las lecturas que el doctor Bernardo Grinner le había prestado, Ramón reconoció que este "mal secreto", que esta sórdida enfermedad que acabó con su padre lleno de vergüenza y recriminaciones injustas, no le había sido transmitida por vía venérea sino en medio de las interminables jornadas de trabajo,

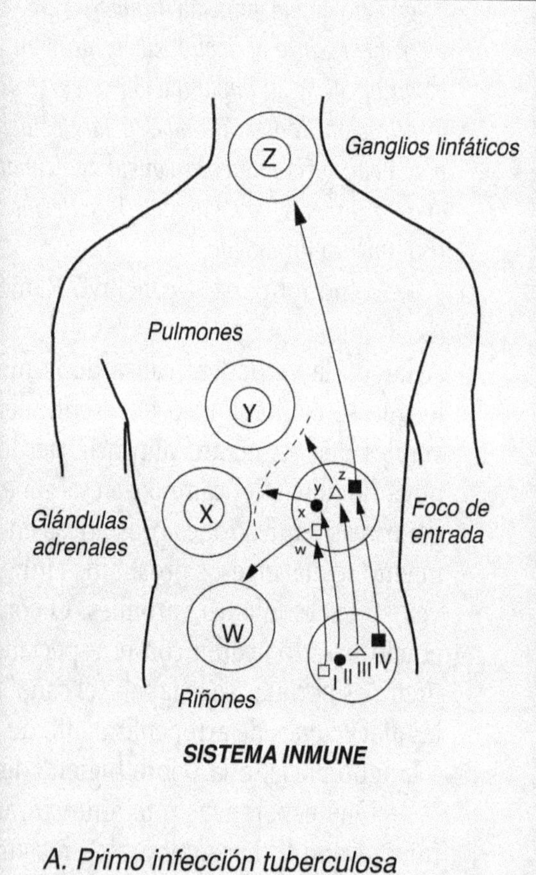

Figura 4. Diseminación de la tuberculosis.
En la infección tuberculosa primaria (primo infección), parte A de la figura, el foco de entrada del bacilo al organismo puede ser el intestino o los bronquios. El sistema inmune impide que haya una diseminación abundante de bacterias hacia los ganglios linfáticos, las glándulas adrenales o los pulmones. En B se observa cómo si no existe una respuesta inmunológica adecuada, la diseminación del bacilo tuberculoso produce una infección en el riñón (pielonefritis), granulomas en el hígado o en las glándulas adrenales, cavernas en los pulmones o inflamación de los ganglios (linfaadenitis).

en las cabañas de la sierra, mediante la tos y la propagación de bacilos tuberculosos.

—Así que la falta de cultura, el hacinamiento, el hambre y la marginación son el terreno fértil donde florecen las infecciones. En los barrios pobres, entre los presos o los drogadictos, en la soledad de la calle y los sembradíos depauperados de nuestro país —solía recitar Grinner con su tono magisterial.

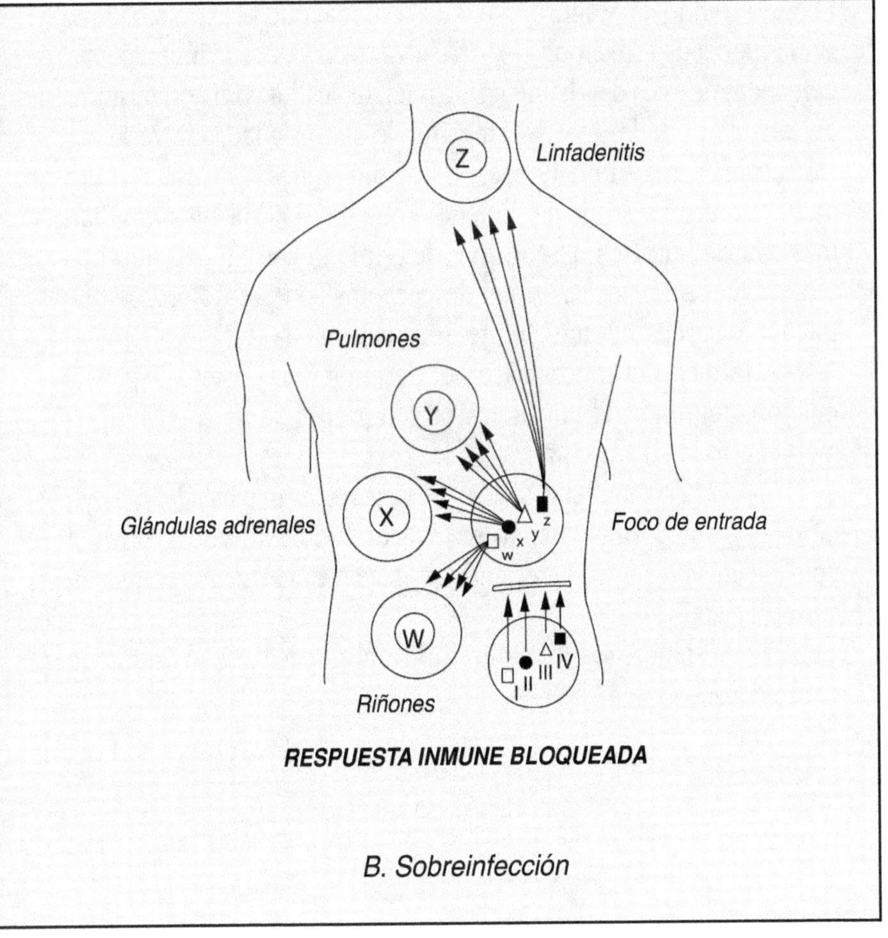

Cruzó la avenida para esperar turno en el teléfono público. Marcó casi con devoción la cifra conocida, la excitación anticipatoria le subió reptando por las piernas. Se cercioró de que nadie más esperaba en fila y se recargó sosteniendo con la mano sudorosa el auricular.

—Ramón, Ramón —insistió Maricarmen con entrañable dulzura cuando lo reconoció. La voz se le tornó trémula—: pensé que ya te habías olvidado de mí.

Sobrecogido, le aseguró que la necesitaba, que la extrañaba, que sin la fuerza de este amor —se atrevió a decir—, el sufrimiento y las demandas de estos días habrían sido intolerables. La podía oír suspirar del otro lado de la línea, contagiándole su ansiedad por verla.

Al colgar, una súbita lucidez lo invadió enmedio de esta ternura que le prodigaba su novia. Entendió que los sentimientos gravitan más allá de nuestros deseos, que determinan con mucho nuestras vidas. Que las ausencias y los desencantos son tan dolorosos que pueden dejarnos inermes frente a las enfermedades.

—A lo mejor el cáncer nace del desamor y la tristeza —pensó, mientras regresaba al hospital, y se congratuló de tener a Maricarmen con toda su frescura.

En la lonchería contigua, sonó en la vieja rocola una balada que oyó tararear a sus padres cuando era chico: "What do you get when you fall in love? / you get enough germs to catch pneumonia / and after you do..."

La tarde sombreada caía entre un rumor apacible y el aroma de nardos desde el cementerio.

La guerra y la paz.
Un viaje por el sistema inmune

Para combatir a los microbios los mamíferos superiores contamos con un selectivo mecanismo de defensas agrupadas en el sistema inmune.

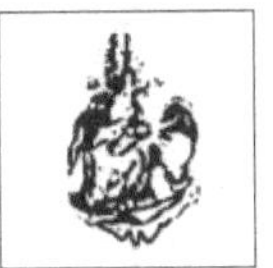

Las veladas repetidas sin sueño lo agotaban. A ratos el cuerpo inerte de su madre parecía desvanecerse entre la fiebre y las contracciones involuntarias. Buscaba en el rostro de las enfermeras una señal de aliento, indicios de que la infección estaba remitiendo. Medía el paso del tiempo con el goteo de los antibióticos y sueros; estimando la cantidad de líquido, las gotas por minuto, las diluciones. De tanto en cuanto ayudaba con las curaciones y aprendió a tomar la presión, además de calcular las pérdidas insensibles de líquido por sudor o respiración. Permanecía en su cabecera durante las fases más crudas de la infección, consciente de que en el organismo febril de su madre se escenificaba una batalla de supervivencia y parasitismo.

❖

Para combatir a los microbios (virus, bacterias, hongos, rickettsias y otros gérmenes) que amenazan con invadir nuestro organismo a través de la piel, de las mucosas o de los epitelios, los mamíferos superiores contamos con un selectivo mecanismo de defensas agrupadas en el sistema inmune.

Este complejo sistema, integrado de manera dinámica por glóbulos blancos y anticuerpos, actúa en armonía para detectar tempranamente la entrada al organismo de todo parásito o germen que lo invade, e incluso permite detectar proteínas de plantas o animales que puedan causar alergias. Su función principal es mantener estériles ciertos tejidos vitales y preservar el equilibrio interno mediante la distinción entre lo que es propio y lo que es extraño. Pero no puede evitar todas las infecciones. De hecho, se nutre del constante intercambio de antígenos (es decir, sustancias o partículas microscópicas que evocan una respuesta de nuestras defensas) para formar lo que conocemos como el "repertorio inmune". Éste se forma de un cúmulo inmenso de información potencial sintetizada en nuestros genes y expresada en forma de todas las posibles combinaciones de anticuerpos que hemos heredado de nuestros padres y que hemos necesitado durante nuestro desarrollo.

Los leucocitos patrullan constantemente nuestros cuerpos en busca de proteínas o partículas extrañas, sea que provengan de bacterias, suciedad que penetró la piel o las mucosas, o bien una célula cancerosa. Cuando encuentran al intruso, los macrófagos, un tipo de glóbulos blancos de reconocimiento, lo engullen y lo procesan en porciones mínimas para darlo a conocer a los linfocitos T, que son capaces de emprender una respuesta para neutralizarlo, eliminarlo o almacenarlo en la memoria inmunológica.

Los linfocitos T, pequeños e increíblemente versátiles, son capaces de ligar estas minúsculas etiquetas de identidad y transmitirlas en forma de señales de crecimiento o diferenciación a otros glóbulos blancos afines. Para ello, utilizan el recurso de las linfocinas, o sustancias casi hormonales que permiten la comunicación intercelular en el sistema inmune. Pero el chiste está en respetar los tejidos propios, destruir lo estrictamente necesario para eliminar al patógeno, manteniendo la integridad del órgano invadido. Todo lo demás —desechos celulares, bacterias invasoras, células infectadas o cancerosas, órganos transplantados— son atacados y eliminados o desfuncionalizados.

Pero, ¿cómo le hace el organismo para reconocer a sus componentes propios? Cada célula lleva en su superficie unas moléculas de reconocimiento que se denominan Complejo Principal de Histocompatibilidad (se abrevia CPH), y que heredamos de manera mendeliana de cada uno de nuestros padres. Son nuestras huellas digitales inmunológicas, exquisitamente únicas para cada individuo. Como si se tratara de una credencial con foto que refleja nuestras características heredadas. Así, las células que llevan una credencial válida pueden circular sin contratiempos enmedio del flujo de linfocitos y macrófagos, pero aquellas que tienen un CPH extraño o mutado (como las que provienen de transplantes o tumores) son atacadas de inmediato. De forma interesante, cuando el macrófago ingiere una bacteria o virus, lo procesa en su interior y lo fija a una molécula propia del CPH; sólo así puede ser reconocido por el linfocito T que se le acerca. Entonces, el linfocito T activa sus señales de información. Este contacto íntimo lo transforma de ser un linfocito centinela pasivo, en vigía constante, a una célula activa, iluminada de destellos moleculares, que da la alarma para que se despierte todo el sistema inmune.

Además, el sistema de defensas opera como un ejemplo vivo de "altruismo biológico". Un macrófago infectado, incapaz de eliminar del todo al parásito que se replica en su interior, se presta voluntariamente a su destrucción mediante la señalización de sus "banderas" del Complejo Principal de Histocompatibilidad. Sus camaradas celulares, los linfocitos T asesinos o citotóxicos, acuden para destruirlo para el bien del resto del organismo. Como en todo sistema biológico, el éxito de pasar nuestros genes a la progenie depende de la supervivencia de todo el organismo. De ahí que nuestra inmunidad sea tan perfecta y alcance cada rincón de nuestro cuerpo. Para frenar una infección viral, por ejemplo, nuestros anticuerpos neutralizantes reconocen partes integrales de la cápside externa o envoltura del virus desde el momento que entra al organismo por la boca o la nariz. Diseñan, a través del procesamiento de los macrófagos tisulares, los elementos mínimos que se requieren para memorizar a estos virus en particular. Los presentan a los linfocitos T, quienes deciden, mediante mensajes muy precisos de activación celular, si conviene eliminarlos de inmediato porque amenazan con destruir órganos vitales o, bien, pueden esperar que den señales más definidas de sus intenciones. Algunos de estos gérmenes, a fuerza de invadir y parasitar a los seres humanos a lo largo de muchas generaciones, han aprendido a evadir el sistema de defensas, anteponiendo proteínas que se parecen a las propias o cambiando con frecuencia sus componentes proteicos (mutaciones o mudas antigénicas). Cualquier que sea el proceso que utilizen, los parásitos aseguran sus recursos vitales a expensas del hospedero y lo usan para su crecimiento y reproducción. A veces con tanto éxito, que se van acabando al organismo que los sustenta como consecuencia de replicarse ininterrumpidamente dentro del enfermo.

Las armas con las que cuenta el sistema inmune para neutralizar a tales invasores son de verdad temibles. Incluyen fiebre (para desfavorecer el crecimiento parasitario en condiciones de un ambiente interno alterado), escalofríos (como si los músculos quisieran sacudirse a los gérmenes), un repertorio inmenso de anticuerpos (se calcula en mil millones de moléculas por individuo, capaces de recombinarse casi infinitamente) y una serie de sustancias químicas (fragmentos del complemento, radicales *libres, prostanoides y proteínas de estrés) disponibles en todo momento, en reposo o durante un ataque infeccioso (véase la figura 5).*

A pesar de este arsenal, algunos gérmenes pueden persistir. Cuando un cúmulo de bacterias, por su número abundante o su complejidad, no puede expulsarse o destruirse, se rodea de una pared aislante de células gigantes que la mantiene aislada de los tejidos sanos circundantes. Éste es el caso de los granuloma o tuberculomas que se forma a partir del Mycobacterium tuberculosis, *para mantenerlo latente y evitar su propagación a otros órganos. El costo puede ser una reducción de la integridad o funcionalidad de algún órgano, o bien una reducción global de las defensas mientras se contiene una infección crónica. Por ejemplo, las bacterias que causan gonorrea, si no son controladas con antibióticos, pueden diseminarse desde su entrada genital y viajar por la sangre hasta el cartílago de las articulaciones o tendones distantes, para causar artritis. Los virus de la hepatitis pueden inflamar y destruir gran parte del hígado, de modo que las funciones de almacenamiento, de eliminación de bilis o de limpieza de toxinas, pueden verse muy afectadas y agravar la situación del enfermo. Tales desajustes funcionales son simplemente las consecuencias incidentales de lidiar con los microrganismos e impedir su colonización o adaptación parasitaria dentro de nuestros cuerpos. Un organismo debilitado, por desnutrición o cáncer, es sin duda una presa más fácil, menos adaptativa y más vulnerable a los efectos mortíferos de la infección.*

❖

El domingo la enferma aún deliraba y dormía sin recuperar horario alguno. En esos lapsos intermitentes de reposo, Ramón aprovechaba para salir a los corredores semidesiertos del Centro Médico. Ocasionalmente se encontraba con un rostro conocido, una pareja cuchicheando, corrillos de médicos jóvenes o enfermeras bromeando. Se distraía momentáneamente con las reflexiones de Camus:

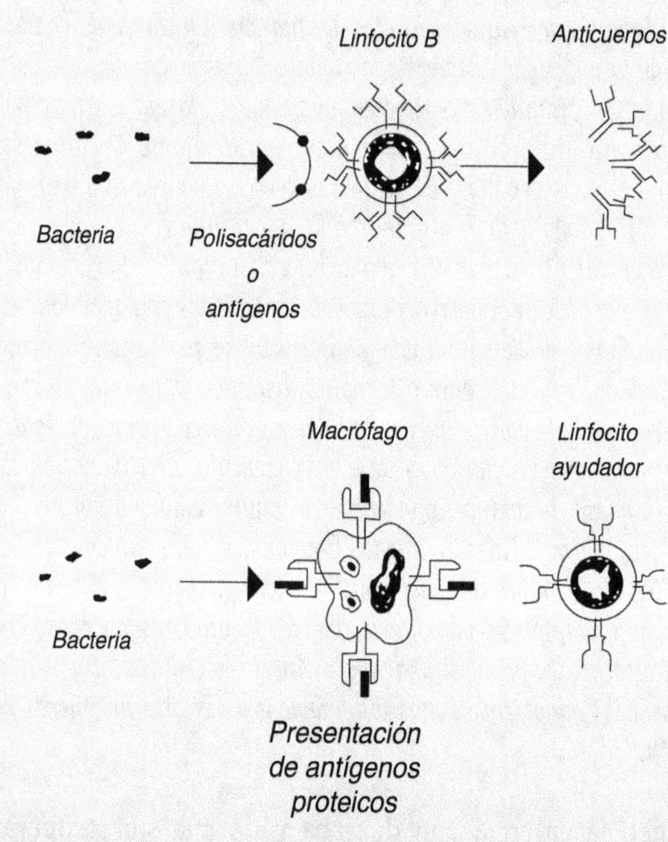

Figura 5. Funciones del sistema inmune para eliminar las bacterias. La respuesta humoral consiste en la producción de anticuerpos específicos capaces de neutralizar o fagocitar los productos bacterianos. Además, la respuesta celular puede dar lugar a inflamación y a la eliminación definitiva de los microorganismos infectantes.

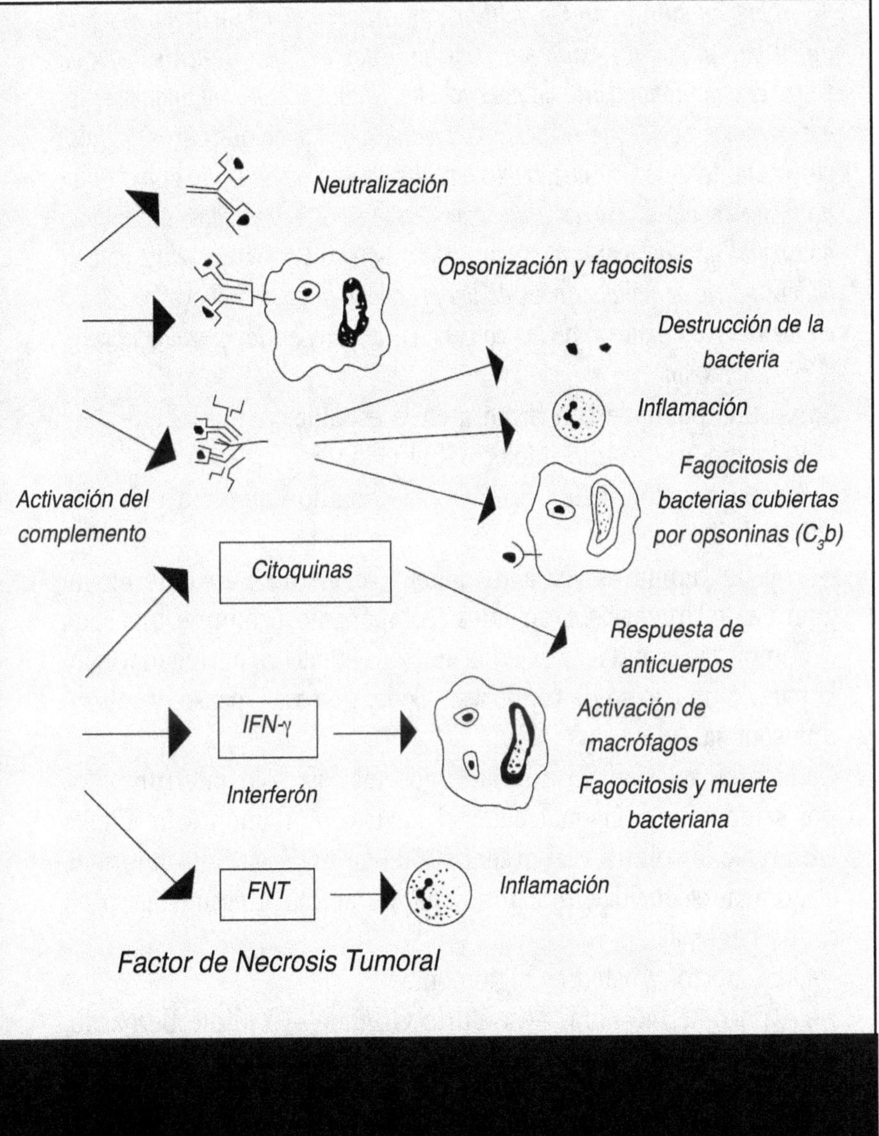

Neutralización
Opsonización y fagocitosis
Destrucción de la bacteria
Inflamación
Fagocitosis de bacterias cubiertas por opsoninas (C_3b)
Activación del complemento
Citoquinas
Respuesta de anticuerpos
IFN-γ
Interferón
Activación de macrófagos
Fagocitosis y muerte bacteriana
FNT
Inflamación
Factor de Necrosis Tumoral

" [...] habían sufrido juntos, tanto en su carne como en su alma, por una difícil pausa, por un exilio sin remedio y por una sed nunca satisfecha. Entre el amontonamiento de muertos, los timbres de las ambulancias, las advertencias de lo que se había convenido en llamar destino, el pataleo obstinado del miedo y la terrible rebeldía de su corazón, un gran rumor no había cesado de correr y alarmar a esos seres espantados, diciéndoles que había que reencontrar su verdadera patria. Para todos ellos la verdadera patria se hallaba fuera de los muros de la ciudad ahogada. Estaba en las olorosas malezas de las colinas, en el mar, en los pueblos libres y el peso del amor."

Sintió una palmada con firmeza en la espalda.

—Válgame, me resultó intelectual el pelao.

—Ah, me asustó, doctor Grinner —respondió Ramón, a punto de soltar el libro.

—Voy de camino a ver a tu mamá. Tengo un rato libre en mi guardia de Urgencias. Pero antes acompáñame a comprar una soda —Ramón iba a indagar si en el norte la gente es agringada, pero le pareció un exceso de confianza. "Soda, gaseosa", pensó, y esbozó una sonrisa.

Caminaron en silencio durante unos metros, sólo interrumpidos por saludos del personal hacia el médico. A Ramón le resultaba admirable la soltura y el desenfado de Grinner; su trato informal, el aura de seguridad que irradiaba. Se animó a escudriñarlo en forma personal.

—Oiga, doctor, ¿usted es regiomontano?

—¿A poco se me nota? —se burló Grinner—. Y dime Bernardo, no me "doctoríes" —enfatizando la i—. No, soy de Coahuila, pero estudié en la Universidad Autónoma de Nuevo León —prosiguió, como si adivinara las preguntas mentales de Ramón—. Quería hacer mi residencia lejos de casa, tú sabes, para tantear otros horizontes.

Ramón quiso decir que él no sabía, que nunca había vivido fuera del D. F. o de Ciudad Altamirano, pero el médico continuó:

—Aquí encontré mi vocación, quiero ser infectólogo, nomás que termine el rotatorio. Pero luego me regreso pa'mi tierra. Y tú, ¿qué quieres hacer?

La pregunta lo tomó desprevenido, tan sólo atinó a decir:

—¿Como de qué?

Bernardo se rió otra vez:

—Pos de estudiar, hombre, ¿de qué va a ser? Se me hace que estás pensando en tu huerca.

Se ruborizó de inmediato, y más le apenó percartarse de que se había delatado. No contestó.

—Ora verás, cuando sepa tu mamá que andas de reventado —bromeó el médico, quien se había detenido para confrontarlo.

Ramón se encogió de hombros.

—No, pero... pues apenas estamos saliendo.

Grinner percibió la seriedad contenida del muchacho.

—Pos ha de ser buena niña, yo creo que le va a gustar a su suegra —y reanudó el paso.

Cuando llegaron a la habitación, la enferma estaba comiendo, dando sorbitos a un caldo que sostenía la auxiliar de enfermería. Se le iluminaron los ojos.

—Mira, Ramón; qué recuperada está ya tu mamacita —dijo Sabina, pasándole la cuchara. Se veía ojerosa, pero su semblante había adquirido un nuevo brillo, casi angelical. Aún maltrecha del cuello, adelgazada y amoratada, con la voz quebrada por las llagas, le extendió una mano para tocarlo. Sintió sus dedos trémulos entre el cabello, como un alivio, como una reencarnación. La abrazó con fuerza y la besó en la mejilla descolorida y húmeda de lágrimas, seguro de que habían vencido juntos la infección, aliados con este buen médico que los miraba conmovido.

Esa noche, Ramón lloró solo frente a la ventana, mordiéndose los labios para contener sus gemidos roncos. Poco a poco se fue calmando, dueño de una honda paz que lo inundó por dentro. Recordó a su padre, sus facciones tan semejantes a las que veía ahora reflejadas en el vidrio, y se aprestó a dormir en el sofá, para soñar con Maricarmen, para retomar con un nuevo significado la vida.

Apéndice A
Los engranajes de una infección y los mecanismos de defensa

Cuando un germen capaz de causar daño orgánico se instala en el cuerpo, se le llama **infección**. Y una infección que produce síntomas es una enfermedad. En contraste, la persistencia de una bacteria o un parásito en alguna cavidad o recubrimiento del organismo, pero que no produce sintomatología se conoce como **colonización** (por esta característica de cohabitación, se le conoce como microflora residente o saprofítica). Por ello, la infección no necesariamente trae consigo enfermedad. Si las defensas del hospedero son adecuadas, esta persona puede vivir con un patógeno en su interior sin que le provoque síntomas. A esta persona se le designa **portador asintomático.** Los portadores asintomáticos representan un serio problema de salud porque no sienten alteración alguna y no buscan atención médica, y aún así son una fuente silenciosa de diseminación de la infección. En resumen, la colonización de un individuo puede resultar en la infección de otro.

La **virulencia** o **patogenicidad** (de *pathos*: enfermedad) se define como la habilidad de un microrganismo para causar infección. El factor de virulencia de una bacteria o un virus, radica en los productos, antígenos o estrategias particulares que aprovecha éste para hacerse infectante. A veces dicho factor está representado por su capacidad de adherencia, la disposición de sus moléculas de superficie, la cantidad de lipopolisacáridos (LPS) que produce, o sus toxinas. En general, los factores de virulencia se clasifican en aquellos que promueven la colonización y supervivencia de los gérmenes (véase tabla A.1) y aquellos que dañan directamente al hospedero (véase tabla A.2).

Para contestar a la pregunta : ¿Cómo probar que un germen es responsable de una enfermedad?, Robert Koch, el famoso microbiólogo alemán descubridor de la tuberculosis, planteó lo que ahora llamamos los **Postulados de Koch**:

1. El microrganismo debe encontrarse en todas las personas afectadas por esa enfermedad, y los productos microbianos deben encontrarse en partes del cuerpo enfermo (tejidos, sangre u otros líquidos corporales).

2. El microrganismo se debe aislar de las lesiones de un individuo infectado y mantenido en cultivos puros.

3. El cultivo puro, inoculado a un animal susceptible, debe producir los síntomas de la enfermedad en cuestión.

4. La misma bacteria o patógeno se debe poder aislar nuevamente del animal o sujeto infectado intencionalmente.

Conviene hacer notar que, a la luz de los conocimientos contemporáneos, los postulados de Koch siguen siendo válidos pero requieren considerar que la virulencia de un germen depende también de la susceptibilidad y la inmunosuficiencia del hospedero. Además, la suposición de que todas las cepas de una especie tienen la misma virulencia es incorrecta. Hay gérmenes que pueden aparentar ser poco agresivos en cultivo o al infectar un animal de experimentación, pero que en un hospedero humano susceptible (o inmunodeficiente) pueden resultar fatales.

Tabla A.1
FACTORES QUE PROMUEVEN COLONIZACIÓN Y SUPERVIVENCIA BACTERIANA

Factor de virulencia	*Función microbiológica*
Movilidad y quimiotaxis	Penetrar mucosas y colonizarlas
Fimbrias o vellosidades	Adherencia a células o superficies
Cápsulas (sobre todo LPS)	Previenen ataque de fagocitos; reducen o distraen la activación inmune
Sideroforas, catecoles (proteínas que fijan metales)	Aprovechamiento del hierro disponible
Variación antigénica	Evasión de la respuesta de anticuerpos

Una vez que un germen se localiza sobre la superficie de un hospedero (sea piel, mucosa orofaríngea o pared intestinal), se debe adherir a las células humanas para colonizarlas. Este proceso es imperativo dentro de la boca, el tubo digestivo o la vejiga donde la saliva, los jugos gástricos o la orina actúan, "lavan" la cavidad, pero también actúan como obstáculos químicos (por las enzimas o ácidos que contienen) para impedir que se asienten otros gérmenes patógenos. Casi todas las bacterias tienen alguna manera de anclarse y adherirse firmemente a las superficies corporales. El mecanismo de adhesisón más estudiado son las **fimbrias** o **vellosidades** (en latín *pilli*: pelitos) que se distribuyen uniformemente en la superficie de muchos bacilos y les permiten sujetarse a las células mucoides o epiteliales. Las bacterias despliegan estas frágiles estructuras pues dada su carga negativa superficial, serían objeto de repulsión electrostática si se acercan demasiado a las membranas celulares del hospedero que infectan, que también tienen carga negativa. Se sabe además que las vellosidades o "pelitos" les permiten a los microrganismos adherirse e identificar (casi podría decirse "tantear") a la célula hospedera sin desencadenar su activación inmediata. Otros gérmenes más estructurados utilizan **adhesinas** de superficie, que son estructuras glicoproteicas con gran afinidad por los carbohidratos que cubren a las membranas celulares.

Algunos virus han desarrollado evolutivamente la capacidad de penetrar células vivas que no son fagocíticas (por ejemplo, el virus del sida se adhiere a una glicoproteína de la membrana del linfocito T y lo invade). De manera similar, las bacterias se adhieren a la superficie de ciertas células residentes (es decir, que no transitan por la circulación sanguínea o linfática) y modifican su citoesqueleto para dejarse engullir como si se tratara de arenas movedizas. En los fagocitos (macrófagos y neutrófilos), la función de comerse a los parásitos y bacterias para degradarlos, está dada en secuencia por: 1) Proteínas fijadoras (**integrinas, cadherinas** y **clatrina**), 2) Proteínas transportadoras (**chaperoninas**), y 3) Los rearreglos de polimerización de sus proteínas del citoesqueleto (**actina, laminina, citoqueratina**). Esto último les permite formar pseudópodos (literalmente, estructuras semejantes a pies) para desplazarse y rodear a las bacterias que pretenden ingerir. A su vez, las bacterias producen sustancias que atraen a los macrófagos y disparan sus movimientos de fagocitosis, por eso se les llama **invasinas**. Con todo este arsenal molecular, tanto los invasores como nuestros sistemas naturales de defensa garantizan que se establezca una batalla inmunológica que ganará el mejor preparado. Si el germen es muy virulento, se requerirá más armamento en las trincheras del hospedero (defensas secundarias, como linfocitos de memoria o anticuerpos específicos), para neutralizarlo del todo y que no produzca enfermedad. El hospedero, en cambio, debe estar dotado de recursos inmunológicos suficientes (macrófagos, linfocitos T y B, receptores antigénicos intercambiables, anticuerpos, citocinas, factores del complemento) y todos en equlibrio concertado para actuar sin estorbarse unos a otros.

En este sentido, un microorganismo lo bastante versátil para cambiar sus antígenos de superficie con frecuencia, podrá engañar y evitar el ataque del hospedero con mejores posibilidades de colonizarlo. A este recurso que emplean los agentes infectantes se le conoce como **evasión antigénica**. Un ejemplo bien estudiado es el *Trypanosoma brucei*, que produce la enfermedad del sueño en África. Este protozoario es capaz de variar sus glicoproteínas de superficie por cientos cada vez que se replica en sucesivas parasitemias dentro de una persona infectada, por lo que es difícil de eliminar y prácticamente imposible preparar una defensa inmune eficiente en su contra.

Algunas superficies mucosas (como el intestino o la vejiga) están protegidas contra la colonización bacteriana porque las lavamos constantemente con movimientos y fluidos. Sin embargo, en esas superficies mucosas, las bacterias que siguen el flujo orgánico y lo aprovechan con sus propios movimientos, tienen más posibilidades de adherirse a la musoca y así colonizarla. La motilidad o **quimiotaxis** de los gérmenes, les ayuda también a desplazarse dentro del moco que lubrica y protege nuestras cavidades. Las bacterias móviles tiene complejos sensores moleculares que les permiten dirigirse hacia donde abundan los azúcares y carbohidratos. Incluso existen algunas, como las espiroquetas, que se mueven como destapacorchos para penetrar el citoesqueleto de nuestras células. Finalmente, la movilidad citoplásmica que resulta de la interacción entre una bacteria intracelular y los filamentos de actina en su interior, puede favorecer la replicación y la colonización de otras células contiguas.

Las bacterias que se aventuran a colonizar una mucosa deben resolver el problema de no quedar atrapadas en la capa de mucina (moco). Lo pegajoso del moco está dado en parte por la presencia de diversas glucoproteínas, pero en especial por el anticuerpo llamado inmunoglobulina A secretoria (sIgA). Este anticuerpo fija los antígenos capsulares de las bacterias y las arrastra (porque se precipita unido a ellas) hacia los macrófagos para que las destruyan. Una estrategia bacteriana para evadir este mecanismo de defensa es la de producir enzimas proteolíticas que desdoblan específicamente a la sIgA (por eso se les designa como **proteasas de sIgA**).

El hierro es un metal esencial para el crecimiento bacteriano, pero las concentraciones de hierro en la naturaleza son relativamente bajas, sobre todo en el cuerpo humano. La razón es que las proteínas transportadoras que tenemos los mamíferos (lactoferrina, transferrina, ferritina y hemina) se ocupan de fijar la mayoría del hierro disponible y el que ingerimos con los alimentos. Para sobrevivir en un medio desprovisto de hierro, las bacterias han evolucionado para dotarse de un mecanismo de adquisición férrica basado en la expresión de **sideroforas** y **catecoles,** que son estructuras de bajo peso molecular con gran afinidad por el hierro. Otro recurso bacteriano es matar a las células del hospedero mediante **exotoxinas** y aprovechar los depósitos de hierro almacenados entre las proteínas intracelulares. De hecho, se sabe que la mayor parte de las exotoxinas bacterianas se producen en condiciones donde escasea el hierro.

La cápsula de las bacterias es una cubierta laxa, revestida de polímeros y compuesta de polisacáridos que permiten el anclaje de proteínas de membrana y receptores moleculares. Uno de esos compuestos, el **lipopolisacárido** (LPS) es de gran utilidad para las bacterias porque atrae al sistema inmune y permite que se fijen las proteínas del complemento como distractor para que no cumplan sus funciones de mensajeros inmunológicos. Esto se ha documentado porque, en condiciones normales, las proteínas del complemento se precipitan mediante una cascada molecular que resulta en la destrucción de la pared de los microorganismos (las **proteínas del complemento** se denominan por números, desde **C1** hasta **C9**, con diversas subunidades). El LPS se liga especialmente a los factores **C3b** y **C5b**, impidiendo que se produzca una cascada eficiente para destruir a la bacteria.

Por último, las bacterias tienen proteínas de membrana (como la proteína A del estafilococo o la proteína G de algunos estreptococos) que "disparan alocadamente" a muchísimos linfocitos a la vez, para que se activen y, al mismo tiempo, se adhieren a muchos anticuerpos (mediante la fijación de su fragmento cristalizable, Fc) para impedir que ataquen partes estructurales o vitales de la bacteria. Tal respuesta inmune exagerada, de muchas clonas de linfocitos (policlonal) , por lo menos desordena el equilibrio inmunológico interno, que debe reagruparse para preparar una respuesta adecuada contra las bacterias. Debe entenderse este proceso adaptativo por ambas partes (germen invasor y hospedero que intenta repeler la invasión), como un intento biólogico —y también evolutivo— de hacer más vulnerable al otro y maximizar así la propia supervivencia (véase la tabla A.2).

Las **endotoxinas** son lipopolisacáridos integrados a la membrana externa de las bacterias Gram negativas (así se les conoce porque no se pintan de rojo con la tinción de Gram). Puesto que el componente tóxico, el **lípido A**, está incrustado en la membrana, no se libera sino cuando la bacteria se destruye. La lisis de bacterias, y la consecuente liberación de sus endotoxinas, ocurre cuando son digeridas por macrófagos, o bien destruidas por complemento o efecto de los antibióticos. En ese momento, la endotoxina liberada activa a los leucocitos circundantes para que produzcan grandes cantidades de **citocinas** (principalmente interleuquina 1 o IL-1, interleuquina 6 o IL-6, interleuquina 8 o IL-8, factor de necrosis tumoral y factor activador de plaquetas), **prostaglandinas** y otras sustancias vasoactivas. Este proceso desencadena una reacción intensa de fiebre, alteraciones neu-

Tabla A.2
FACTORES MICROBIANOS DIRECTAMENTE DAÑINOS

Nombre	Fuente	Células atacadas
EXOTOXINAS		
Toxina diftérica	Corynebacterium diphtheriae	Mucosas, epiteliales, fibras musculares, etc.
Toxina del cólera	Vibrio cholerae	Mucosa intestinal
Toxina tetánica	Clostridium tetani	Neuronas
Listerolisina	Listeria monocytogenes	Fagocitos y otros tipos celulares
Alfa-Toxina (gangrena)	Clostridium perfringens	Endotelio, fagocitos
Superantígenos	Staphylococcus aureus	Macrófagos, linfocitos y células plasmáticas
ENDOTOXINAS		
Lípido-A (LPS)	Escherichia coli y otros Gram (-)	Fagocitos, microglia, leucocitos diversos
Peptidoglicanos, ácidos teicoicos	Enterobacterias	Fagocitos, linfocitos, hepatocitos, etc.

rológicas y contracciones musculares (por efecto directo sobre el hipotálamo y otros centros cerebrales), así como vasodilatación, almacenamiento de sangre en algunos órganos y falta de riego de otros, que se traduce en un estado crítico de gravedad conocido como **choque séptico**. Si esta explosión fisiopatológica no se detiene a tiempo, los productos leucocitarios aceleran la coagulación y consumen rápidamente los factores que se adhieren a las venas y arterias para formar coágulos. El resultado final

Daño que causa
Lesiones cardiacas, úlceras
Diarrea profusa
Parálisis espástica
Forma poros para que escapen las bacterias
Mata a la célula
Fiebre, calosfrío, vasodilatación
Choque séptico, inflamación
Sepsis, bacteremias

es un fenómeno que se conoce como **coagulación intravascular diseminada**, una característica del choque séptico que entraña gran mortalidad. El empleo oportuno y apropiado de antibióticos antes de que los niveles de endotoxemia alcancen proporciones graves es la mejor terapia contra el choque séptico, pero sabemos hoy que muchas bacterias, a base de mutaciones transmitidas de una generación a otra, han desarrollado resistencias antimicrobianas que complican el tratamiento de esas infecciones. Así que en los últimos años se han inventado recursos terapéuticos novedosos que intentan contrarrestar los efectos de los mediadores de inflamación tanto como la infección misma. Algunos de estos nuevos fármacos son antagonistas o moduladores de la IL-1, del activador tisular de plasminógeno o del factor de necrosis tumoral preparados mediante anticuerpos monoclonales, o bien, corticosteroides y otros inmunosupresores. Su empleo en el tratamiento de algunas complicaciones infecciosas potencialmente fatales está probándose en la unidades de terapia intensiva alrededor del mundo. Los nuevos medicamentos contra las infecciones a que estamos expuestos los seres humanos deberan contemplar —además de la efectividad que se espera— seguridad, estabilidad, tolerancia, bajo costo y accesibilidad para competir con toda la gama de antibióticos que ya conocen las bacterias.

Apéndice B

Las vacunas, ¿cómo y para qué?

No hay duda de que las vacunas han contribuido de manera importante a mejorar la salud humana. Las primeras vacunas, contra el tétanos, la difteria y la tos ferina, se desarrollaron antes de 1950 y continúan salvando vidas —sobre todo infantiles— en la actualidad. Quizá su mayor ventaja es la facilidad para aplicarlas y su bajo costo (véase tabla B.1). Pese a ello, en las últimas décadas se han creado pocas vacunas, y muchísimos investigadores siguen entrampados en el diseño de vacunas óptimas contra el sida, el paludismo o el cólera, sobre todo ahora que han surgido cepas mutantes de diversos microorganismos. El diseño clásico de una vacuna se basa en el fraccionamiento bioquímico de los componentes antigénicos de una bacteria, un parásito o un virus. Estos agentes infecciosos se precipitan e inactivan con ácidos, con alúmina, o bien, se degradan hasta restarles patogenicidad, pero asegurándose de que conserven sus propiedades inmunogénicas (es decir capaces de despertar una respuesta inmune humoral —mediada por anticuerpos— o celular —a que resulta de la activación de linfocitos T y B—). Muchos intentos de preparación de vacunas fracasan porque en su preparación no se logran eliminar todos los tóxicos, o bien se pierden sus propiedades inmunogénicas al purificarlas. Por si eso fuera poco, sabemos que los gérmenes pueden cambiar sus estructuras de superficie (componentes de su cápside o membrana) como respuesta adaptativa al embate de algunos antibióticos (lo que se conoce como **resistencia microbiana**). Esta adaptación restringe la utilidad de ciertas vacunas a unas cuantas familias de microorganismos.

Tabla B.1
VACUNAS DE UTILIDAD ACTUAL

Enfermedad	Componente	Respuesta inmune
Difteria	Toxoide del Corynebacterium diphteriae	Anticuerpos IgG neutralizantes
Hepatitis B	Subunidades del antígeno de superficie	Anticuerpos IgG inmunoespecíficos
Influenza	Precipitado de varias cepas virales	Respuesta policlonal de linfocitos B
Meningitis	Carbohidrato con proteína capsular	Opsoninas IgG adherentes
Neumonía	Mezcla de polisacáridos de superficie	Opsoninas IgG envolventes
Poliomielitis	Virus vivo inactivado	Respuesta policlonal de linfocitos B
Sarampión	Virus atenuado	Respuesta policlonal de linfocitos B
Tétanos	Toxoide del Clostridium tetanii	Anticuerpos IgG neutralizantes
Tos ferina	Adhesina, toxoide de Bordetella pertusis	Anticuerpos IgG que impiden adhesión

Con frecuencia, esa resistencia o adaptación a los antibióticos restringe la utilidad de las vacunas a unas cuantas familias de microorganismos. Por ejemplo, la vacuna contra la influenza se debe actualizar más o menos cada 5 años porque se sabe que las proteínas de superficie de estos virus mutan periódicamente y por ello producen epidemias cíclicas (que en su mayoría proceden de Asia, por eso antes se le llamaba gripe asiática).

Después de exponerse a un agente infeccioso, el sistema inmune tarda de 5 a 7 días en producir anticuerpos y cerca de dos semanas en lograr una respuesta inmune humoral eficiente. Sin embargo, si la persona infectada ya se había expuesto antes a este mismo patógeno, desarrolla una respuesta efectiva de anticuerpos en 2 o 3 días después de la segunda exposición. Es decir, que ya tiene memoria inmunológica, contenida en sus linfocitos B, capaces de producir anticuerpos específicos en un plazo mucho más corto que la primera vez. Esta sensibilización o *inmunización* es la base racional para la aplicación de las vacunas.

Las vacunas se diseñaron para conferir una respuesta inmune "de memoria" sin necesidad de cursar con la infección. Sería un descalabro médico que la mayoría de la población tuviera que padecer poliomielitis, sarampión o tuberculosis para que un gran porcentaje quedara efectivamente inmunizado. Además, para muchas infecciones, la inmunidad no es permanente y uno puede volver a infectarse cuando envejece y su sistema inmune se va agotando. De ahí que la idea de las vacunas es proveer un método seguro, no tóxico y suficientemente inmunogénico para despertar una inmunidad específica a largo plazo contra enfermedades que pueden ser fatales.

Los criterios que debe cumplir la vacuna ideal se pueden resumir en las siglas **SUERO**. La primera propiedad que debemos exigir en una buena vacuna es que sea capaz de estimular una respuesta inmune **sólida** y **sostenida**. Es decir, que baste una sola inmunización (o si acaso un refuerzo más) para que se establezca una población suficientemente grande de linfocitos B productores de anticuerpos y que dure muchos años (característica de la memoria inmunológica). El segundo criterio es que la vacuna sea **universal**, es decir, que se le pueda aplicar a individuos de cualquier edad y cualquier raza sin importar sus diferencias inmunogenéticas. El tercer elemento es que sea **específica** y **estable**. Específica para que induzca anticuerpos neutralizantes (IgG o IgM) contra los antígenos principales del microorganismo del que se originó, para que tenga menos posibilidades de que haya de reacciones cruzadas con otros gérmenes que podrían resultar ineficientes. Y estable para que se conserve sin degradarse en todo tipo de climas, considerando que hay comunidades muy apartadas (en Asia, África y América Latina) que no siempre cuentan con sistemas de refrigeración o almacenamiento apropiados. La cuarta propiedad es que sea **regalada** o muy barata y accesible para las poblaciones más desprotegidas. De nada sirve desarrollar una vacuna recombinante, inmunogénica, específica e inocua si es tan cara que su costo es inalcanzable para la mayoría de la población mundial. Y por último, el quinto criterio que debe reunir una vacuna ideal es el de ser **óptima** e **inofensiva**; es decir, que despierte la mínima toxicidad a cualquier persona que se aplique y por cualquier vía de administración (subcutánea, oral o intramuscular). Desde luego, muy pocas vacunas cumplen con todos estos requisitos y hoy en día se están diseñando vacunas conjugadas con diversos compuestos proteicos o carbohidratos de microbios para simplificar su elaboración y aplicación. Es preciso mantener los costos bajos, buscando antígenos comunes y fáciles de preparar que pueden seleccionarse con la tecnología biomolecular recombinante moderna.

Otro recurso, que abarata los costos de inmunización a gran escala (porque permite prescindir de jeringas, refigeradores, ámpulas y conservadores), es diseñar vacunas hechas de subunidades antigénicas de algunos gérmenes que se pueden dar por vía oral. Al tragarlas, el individuo recibe estos componentes en su tubo digestivo, donde su sistema inmune asociado con la mucosa intestinal establece una respuesta de memoria suficientemente intensa para traducirla a todo el organismo. Este mecanismo biológico se ha usado con éxito desde hace muchas décadas con la vacuna Sabin para la poliomielitis y se están haciendo ensayos experimentales con vacunas contra el cólera y la salmonelosis. En general, las vacunas complejas de bacterias muertas o virus vivos atenuados son las que causan más efectos secundarios. La razón es porque contienen lipopolisacáridos o proteínas capsulares que pueden inducir una respuesta inflamatoria intensa, que puede provocar fiebre, dolor de cabeza, escalofríos o incluso trastornos neurológicos. Estos síntomas clínicos se producen como resultado de la activación de macrófagos que engullen las partículas antigénicas de la vacuna y secretan interleuquinas capaces de modificar la temperatura corporal (IL-1), la respuesta inflamatoria muscular o del hígado (IL-6) o los estímulos neuronales (TNFa). Otro efecto indeseable de las vacunas de este tipo es que puedan producir la infección completa en individuos inmunocomprometidos (niños con leucemia o inmundeficiencia, pacientes con cáncer o sida, ancianos, personas desnutridas). El ejemplo más reciente es el contagio de una forma de tuberculosis en pacientes con sida a quienes se les vacunó con BCG (Bacilo de Calmette-Guerin, un extracto atenuado de *Mycobacterium tuberculosis*), por el temor de que se contagiaran en los hospitales. En este caso, resultó peor el remedio que el mal.

En el futuro se podrán producir vacunas recombinantes gracias al desarrollo biotecnológico, construidas de compuestos antigénicos inactivados, accesibles y potentes. Un reto nada fácil para la Salud Pública, sobre todo porque a medida que las poblaciones se diversifican en el mundo y crecen las desigualdades sociales, no todos los habitantes del planeta tendrán el privilegio de ver crecer a sus hijos sanos y protegidos contra las enfermedades infecciosas más comunes.

Apéndice C
¿Qué hay de nuevo sobre el sida?

La epidemia del sida (Síndrome de Inmunodeficiencia Adquirida) en los últimos 15 años ha cambiado nuestra perspectiva de la sexualidad, de los riesgos médicos, de las enfermedades transmisibles y de esas otras que llamamos infecciones oportunistas. Se dedican más recursos a la investigación del sida que a ninguna otra enfermedad aislada (si entendemos que el cáncer es un nombre genérico para todas las neoplasias malignas).

El mundo abre cada día más los ojos —científicos y sociales— hacia esta terrible epidemia, que no respeta edad, raza o sexo. Por fortuna, desde 1990 se han logrado avances sustanciales en la patogenia (comportamiento patológico) y en el tratamiento de la infección por el virus de inmunodeficiencia humana (VIH). Contamos hoy día con métodos sensibles para la detección temprana del VIH, además de que podemos identificar bastante bien la velocidad de replicación del virus dentro del organismo y, con base en esa información, establecer quiénes tienen mayor riesgo de progresar rápidamente hasta desarrollar manifestaciones devastadoras del sida. Por otro lado, y pese a que el VIH tiene una tendencia natural a mutar sus proteínas superficiales y crear entonces formas virales resistentes a los medicamentos en uso, se están probando con éxito nuevos inhibidores enzimáticos que prometen mejorar la calidad de vida de muchos enfermos infectados.

Se sabe hoy que la infección con VIH inicia un proceso que conlleva la destrucción a gran escala de los linfocitos CD4 (antes llamados cooperadores porque ayudan a combatir las infecciones). Esta caída progresiva del número de células CD4 repercute directamente en el mantenimiento y control de las respuestas inmunológicas de defensa. La entrada del virus al linfocito CD4 ocurre mediante el acoplamiento con una glucoproteína de la superficie del VIH (llamada *env* porque está en su envoltura), que se encarga de iniciar el proceso de replicación viral, así como la formación de los llamados *sincicios* o "apelotonamientos" de células infectadas.

Tras la infección inicial, el ritmo con el que se desenvuelve la inmunodeficiencia y, con ella, la susceptibilidad para contraer otras infecciones oportunistas, linfomas o sarcoma de Kaposi depende directamente del cociente de disminución de linfocitos CD4 circulantes. Dicho de un modo más sencillo, mientras más pronto desaparecen los linfocitos CD4 en la sangre de un enfermo infectado con VIH, más rápido desarrollará infecciones graves que lo llevarán a la muerte. Este cociente de declinación de linfocitos varía mucho de una persona a otra y no es constante a lo largo de la infección. La mayor destrucción de células CD4 ocurre en aquellos periodos cuando la replicación viral es más acelerada.

En la mayoría de los adultos, el tiempo promedio para desarrollar sida después de haberse infectado con el VIH es de 10 a 11 años; eso sin haber recibido tratamiento con AZT (zidovudina) u otros medicamentos antivirales. Sin embargo, alrededor de un 20% manifiestan sida en menos de 5 años, en tanto que un porcentaje menor (alrededor de ±5%) pueden estar hasta 15 años asintomáticos, sin una caída significativa de las cuentas de linfocitos CD4 circulantes. Se considera que en este último grupo (los que progresan lentamente), la razón de que el sida tarde mucho en aparecer es porque sus mecanismos naturales de protección antiviral son más eficientes. Estos pacientes tienen linfocitos citotóxicos (CD8) muy activos y capaces de contener la destrucción del sistema inmune por el VIH.

Todavía no se sabe si esta capacidad natural para controlar la progresión del sida está determinada genéticamente. Quizá también dependa de la edad en la que se infecta una persona o de ciertos factores ambientales, como la presencia de otras infecciones (herpes, tuberculosis) o de su estado nutricional.

La velocidad de replicación viral puede medirse con certeza mediante la cuantificación de las concentraciones en plasma humano del ácido ribonucleico (ARN) del virus. Esto se puede hacer actualmente con diversos métodos de amplificación de señales moleculares, tomando una muestra de sangre del enfermo infectado y amplificando el ARN en el laboratorio con enzimas (reacción de polimerasa en cadena). Con ello, se obtienen datos hasta de 500 copias de ARN por centímetro cúbico de plasma, lo que permite detectar cantidades minúsculas del VIH y determinar la efectividad de un tratamiento antiviral. Además, los estudios recientes indican que el nivel de viremia (virus en sangre), medido por la cantidad de ARN del VIH en plasma, refleja claramente el grado de replicación viral en una persona infectada. A esto se le ha llamado recientemente "carga viral", con lo que se infiere qué tanto está infectada una persona. Aunque esto sólo indica lo que pasa en la sangre —dejando de lado los ganglios linfáticos, el sistema nervioso central y otros reservorios tisulares de partículas virales—, se considera una determinación suficientemente acertada para establecer el grado de infectividad y los riesgos que tiene un paciente para progresar a estadios más avanzados y graves del sida.

En investigaciones internacionales con grupos grandes de enfermos, se ha podido establecer que la cantidad en plasma de ARN del VIH y las cuentas de linfocitos CD4 mantienen una correlación inversa (véase figura C.1). Es decir, que mientras más copias del virus se detectan en el plasma del enfermo, menos linfocitos CD4 tendrá en su circulación. En otras palabras, cuanto más alta la "carga viral", más baja la cuenta linfocitaria.

Durante la infección o viremia de inicio, se pueden detectar cantidades extremas de hasta 10^7 (o sea, 10 millones) de copias de ARN viral en plasma. Esta cifra excesiva tiende a estabilizarse a

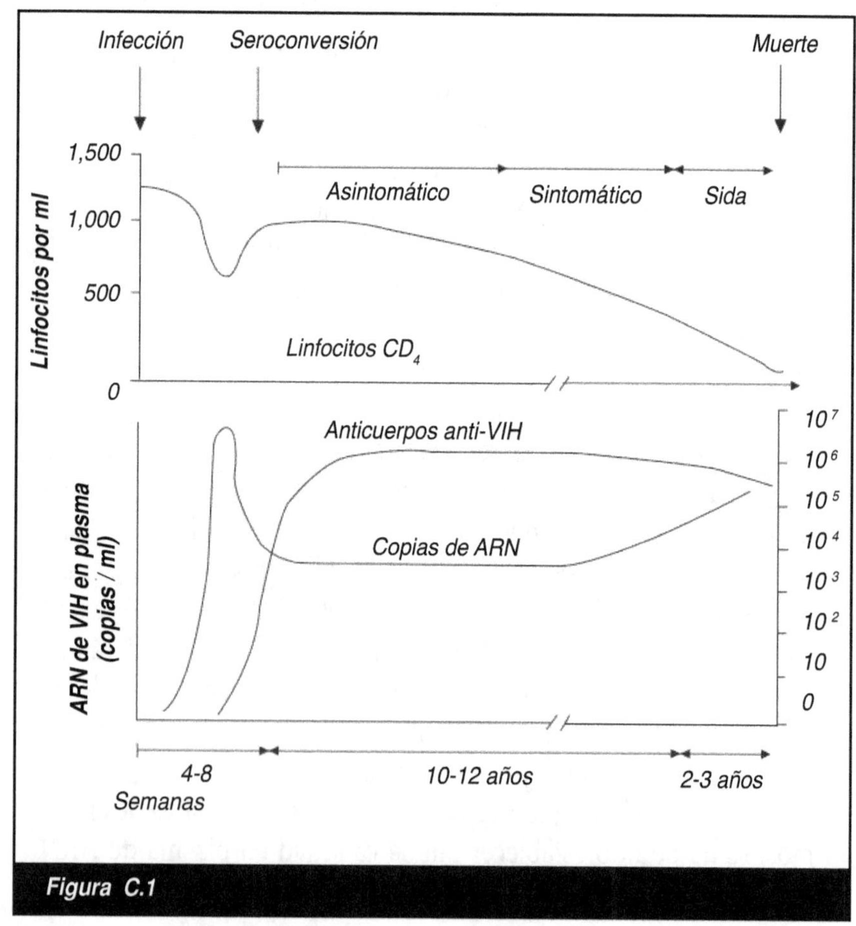

Figura C.1

lo largo de la infección compensando la destrucción y eliminación de partículas virales y el recambio de linfocitos CD4 que produce nuestro organismo para reponer los que se están perdiendo. Conforme pasa el tiempo, la batalla inmunológica se hace desigual, y al cabo de 10 años, en la mayoría de los individuos infectados, la replicación viral excede a la capacidad del cuerpo de reponer linfocitos. Así pues, la cuenta de células CD4 cae hasta producirse cada vez un mayor grado de inmunodeficiencia y tras ello, resulta inevitable la muerte del enfermo debida a infecciones oportunistas, desgaste físico o algún tipo de cáncer. Como se puede ver en la figura C.1, la progresión de la infección por VIH hasta llegar a SIDA está determinada por la correlación entre la cuentas virales (el cociente de replicación del VIH es igual a el número de copias de ARN en plasma) en paralelo con el mantenimiento y ulterior caída del número total de linfocitos CD4. Los enfermos que mantienen proporciones más altas y sostenidas de replicación viral tienen por ello mayor riesgo de desarrollar la inmunodeficiencia antes que aquellos pacientes con poca producción de copias del virus. En diferentes enfermos, se han podido detectar cocientes tan bajos como 200 copias por mililitro de plasma (200 copias/ml) en personas con progresión muy lenta de la enfermedad hasta cocientes de ¡un millón! de copias por centímetro cúbico (10^6 co-pias/ml) en quienes tienen sida muy avanzado.

El aumento progresivo de las copias de ARN viral en el plasma de un enfermo indican que la enfermedad avanza aceleradamente, aun cuando sus cuentas iniciales hayan sido relativamente bajas.

Las investigaciones en esta década han permitido establecer que la vida media del VIH dentro del plasma de un enfermo infectado es notablemente corta, de alrededor de 6 horas. Es decir, que cada seis horas se recambian los virus que están circulando e infectando linfocitos CD4 en la sangre de un enfermo con sida. Así, los médicos se han dado cuenta que lo determinante en la cantidad de copias del VIH en plasma es su constante replicación en un momento dado. Para mantener un cociente de infección estable, se deben producir entre **¡100 y 1,000 millones de partículas virales al día!** Claro, la producción del virus decae a medida que muere una mayor cantidad de linfocitos, pero esto trae como consecuencia inevitable la inmunodeficiencia cada vez más grave de la persona así infectada. Se ha calculado que el VIH se replica a razón de 140 ciclos al año en un enfermo con sida, si estimamos que el recambio total de la producción viral ocurre cada dos días y medio en las células linfoides que están infectadas. Imagínese el riesgo altísimo de mutaciones que esto implica. Casi la totalidad de los viriones detectados en plasma proceden de linfocitos CD4 infectados de nuevo, no de sincicios o de restos celulares, como se pensaba antes. Los macrófagos, en cambio, son más resistentes al efecto citopático (es decir, el efecto nocivo capaz de destruir a la célula) que es propio del VIH. Por eso se piensa que los macrófagos, y sus contrapartes en el sistema nervioso central, las células de microglia, pueden almacenar crónicamente muchas copias del virus.

Cuando se trata la infección por VIH con zidovudina, DDI u otros fármacos antivirales, caen las cuentas de ARN viral y, paralelamente, aumentan los linfocitos CD4 circulantes. En síntesis, la infección por VIH entraña un estado dinámico de replicación viral y repunte leucocitario, en un equilibrio inmunológico que, conforme pasa el tiempo, se hace más vulnerable en detrimento del paciente infectado.

Como se señalaba más arriba, el constante recambio viral y celular que ocurre en el sida, provee la oportunidad para que aparezcan mutantes o variantes virales que rápidamente pueden hacerse resistentes a la terapia antiviral. Se cree que en el genoma del VIH se introduce una mutación potencial ¡varias veces al día! Por eso, las estrategias actuales de tratamiento están usando dos o más medicamentos antivirales (zidovudina, lamidovudina e indinavir) a la vez en cada enfermo, con objeto de limitar el riesgo potencial de que emerjan variantes del VIH incontrolables.

Ahora que sabemos que la mayoría de las células infectadas con VIH viven menos de tres días, es esencial identificar a las células latentes (macrófagos y microglia) como blancos apropiados de medicamentos antivirales, para impedir que el VIH se aloje en ellas por tiempo y cantidad indefinidos. En este sentido, el Sistema Nervioso Central es el reservorio más preocupante porque la mayoría de los medicamentos antivirales que conocemos no tienen un efecto directo sobre la replicación viral en el cerebro.

Por último, debe recordarse que la integridad del sistema inmune depende de conseguir que el VIH se replique lo menos posible y que la mayor parte de los órganos linfáticos (que alojan a los linfocitos CD4 y CD8) permanezcan libres de infección por mucho tiempo para garantizar la sobrevida del paciente infectado.

Mientras no tengamos combinaciones farmacológicas que destruyan totalmente al virus o impidan por completo su replicación o sus mutaciones, será necesario administrar medicamentos para prevenir infecciones oportunistas como la tuberculosis, la criptococosis, o bien, las infecciones virales por herpes, citomegalovirus, o por parásitos como el *Pneumocystis carinii* o el *Criptosporidium*. Todos éstos son causantes de meningitis, ceguera, pulmonías o diarreas incontrolables en pacientes con sida, y responsables de muchas, muchas muertes.

La lucha contra el sida en lo que resta de esta década, en los albores del siglo XXI, debe ser cada día más inteligente y racional. Los medicamentos deben dirigirse a impedir que el virus se replique o multiplique rápidamente, a controlar que el menor número posible de linfocitos CD4 se destruyan diariamente y en mantener al enfermo infectado con VIH libre de otras infecciones, hasta donde sea posible. Pero ante todo, la batalla debe librarse en la prevención de nuevos contagios, con educación sexual para todas las edades, a tiempo y actualizada; divulgando las precauciones necesarias para una conducta sexual cuidadosa; fomentando el manejo apropiado e higiénico de todos los productos biológicos, sea cual fuere su origen, y presionando a los políticos, maestros o padres de familia por igual a abrir los ojos y confrontar este gravísimo problema de salud que nos afecta a todos en el mundo.

Glosario

Absceso. Colección localizada de pus.

Adhesión celular. Mecanismo habitual por el cual ingresan las células o microbios a los tejidos atraídos por sustancias químicas.

Agente. Microorganismo o germen que causa directamente o al que se le atribuye la causa de una enfermedad o estado patológico. Se emplean con frecuencias los términos: agente causal o agente infeccioso.

Alergeno. Antígeno capaz de suscitar una respuesta alérgica, mediada por histamina e inmunoglobulina E, y que consiste en urticaria, angioedema, comezón o espasmo de los bronquios.

Anatomía. Ciencia que estudia la estructura y morfología de los seres vivos basándose en la disección de sus órganos y sistemas.

Anemia. Disminución de la cifra de hemoglobina en sangre, por efecto de una disminución, alteración o destrucción de eritrocitos (glóbulos rojos), falta de hierro o pérdidas sanguíneas.

Antibiograma. Empleo de antibióticos en el Laboratorio de Microbiología, para detectar *halos inhibitorios* sobre un cultivo. Es decir, que al colocar un disco pequeño impregnado con el antibiótico sobre un cultivo de bacterias, se inhibe su crecimiento (se mueren las bacterias) en una circunferencia que se mide para calcular relativamente la efectividad de ese antibiótico.

Antibiótico. Droga o sustancia farmacológica capaz de inhibir el crecimiento, la replicación o la diseminación de un agente infeccioso.

Anticuerpo. Molécula de inmunoglobulina producida por linfocitos B, que reacciona con los antígenos para identificarlos, aislarlos o neutralizarlos. Se conocen cinco tipos de anticuerpos, designados por las siglas G, M, A, D y E, que varían en tamaño, estructura y funciones. (Por ejemplo, la inmunoglobulina M es una estructura compleja, en forma de estrella, que reconoce sobre todo antígenos virales y se producen rápidamente desde la primera infección.)

Antígeno. Sustancia propia o extraña (generalmente una pequeña proteína) capaz de suscitar una respuesta inmunológica.

Aséptico. Libre de microorganismos; limpio, higiénico, no infectado.

Asintomático. Que no expresa síntomas de enfermedad o infección.

Asma. Enfermedad inflamatoria de los bronquios, provocada por una respuesta alérgica que induce disminución de su calibre, dificultad para la entrada de aire e inflamación de la mucosa respiratoria.

Autoinmune. Fenómeno biológico por el cual nuestro sistema inmune reconoce un tejido o molécula propia como si fuera extraña. Si en este proceso se produce destrucción del tejido o daño orgánico, se le denomina enfermedad autoinmune.

Autopsia. Estudio anatomopatológico de un cadáver (*post-mortem*) para diagnosticar la causa de su muerte y otros estados patológicos acompañantes.

Bacilo. Tipo de bacteria en forma de bastón o cilindro redondeado (ejemplos son el *Mycobacterium tuberculosis, Corynebacterium diphtheriae, Shigella* o *Salmonella*).

Bacteria. Microorganismo unicelular procariote, caracterizado por poseer una pared rígida y carecer de una membrana nuclear, con funciones y organelos locomotrices propios, capaz de infectar al ser humano o a los animales.

Bactericida. Capaz de aniquilar o destruir bacterias.

Bacteriófago. Se dice del virus parásito que produce lisis en las células bacterianas que penetra.

Barrera Hematoencefálica. Conjunto de membranas serosas que cubren el encéfalo y la médula espinal (meninges), que además de proteger a las estructuras neurales, impide la libre entrada de bacterias, antígenos, complejos de anticuerpos o fagocitos. Así, el tejido nervioso tiene sus propios recursos de protección inmune (microglia, tejido linfoide, células dendríticas).

Bilirrubina. Componente fundamental de la bilis, derivado de la degradación de la hemoglobina de los glóbulos rojos.

Bilis. Líquido producido en el hígado que favorece la digestión de las grasas a su paso por el intestino. Se excreta por vías biliares para alojarse en la vesícula. La obstrucción de su salida provoca ictericia.

Bubón. Ganglio linfático inflamado como resultado de infección y necrosis provocada por la proliferación de la *Yersinia pestis* (de ahí el nombre peste bubónica).

C1 a C9. Factores o proteínas del complemento sérico, numeradas así para facilitar su nomenclatura. Al activarse se unen unas con otras (ejemplo: C3bC5a. O bien, se unen a otras proteínas alternativas para desencadenar una respuesta inmune efectora: C3bBb, C56789, etc.).

Cáncer. Tumor maligno, habitualmente referido a las neoplasias sólidas o de origen epitelial.

Cápsula. Red fibrosa, formada de capas microscópicas de polisacáridos, que cubre la superficie de algunas bacterias (que se distinguen por ser *encapsuladas*).

Caseación. Necrosis de tejidos que por su aspecto macroscópico parece queso. La necrosis caseosa es típica de la tuberculosis.

Catecol. Una clase de siderofora, estructura que permite a los microorganismos fijar hierro una vez dentro de su hospedero animal.

Catéter. Sonda para canalizar una cavidad, arteria, vena u otros conductos. Tubo de plástico estéril que sirve para practicar cateterismos.

Celulitis. Inflamación de tejidos blandos y tejidos conectivos, frecuentemente por infección cuyo origen es la piel.

Chaperonina. Proteína intracelular que ayuda al desdoblamiento y transporte de polipéptidos hacia dentro y fuera del citoplasma.

Citocinas. Proteínas secretadas por células de mamíferos (fundamentalmente fagocitos y células del sistema inmune) en respuesta a estímulos inflamatorios o infecciosos. Se les conoce como mediadores de inflamación y, de acuerdo a las células que las producen, se les llaman monoquinas (cuando son producto principal de monocitos), interleuquinas (porque sirven para la comunicación entre leucocitos) o factores de crecimiento (cuando surgen de células residentes y facilitan la proliferación o el crecimiento de precursores de otras células).

Citopático. Que lastima o daña a las células.

Citotóxico. Que es tóxico para las células.

Clona. Cúmulo o progenie de células idénticas derivadas de una sola célula madre (las clonas de linfocitos B generalmente producen anticuerpos de la misma especificidad).

Coagulación. Serie de pasos secuenciales de activación celular (plaquetaria, endotelial) que son necesarios para la formación de coágulos (también llamada *trombosis* o formación de trombos).

Cocobacilos. Tipo de bacterias cortas, de forma oval (ejemplos comunes son: *Bordetella pertussis*, que causa la tosferina, y la *Escherichia coli* que causa la mayor parte de las diarreas en niños y turistas).

Cocos. Tipo de bacterias de forma esférica (tales como la *Neisseria gonorrheae* o gonococo —causante de la gonorrea o bienorragia—, los *estreptococos*, neumo*cocos* o estafilo*cocos*.

Colitis. Inflamación del colon o intestino grueso (por ejemplo, colitis amibiana, colitis neurogénica).

Colonización. Habilidad de un germen (particularmente bacterias y parásitos) para localizarse en un tejido o cavidad del cuerpo y reproducirse ahí aprovechando los nutrientes que le rodean.

Combe. Contacto con enfermos (especialmente tuberculosos) en un ámbito o espacio limitado.

Complemento. Grupo de proteínas plasmáticas que median la respuesta inflamatoria una vez activadas y cuyo propósito inmunológico es posibilitar la destrucción de gérmenes mediante opsonización o daño directo a su pared o cápsula (ver C1 a C9).

Contagio. Transmisión de una enfermedad infecciosa de un individuo enfermo a uno sano, mediante la difusión de gérmenes patógenos.

Contagiar. Propagar una enfermedad por contagio.

Corporal. Relativo al cuerpo.

Crónico. Que persiste en el tiempo (más allá de 8 semanas, como regla habitual).

Cultivo. Microorganismos creciendo en un medio líquido o sólido. Idealmente, se hace bajo condiciones analíticas en el laboratorio de Microbiología para estudiar las características del germen y la mejor forma de interferir con su crecimiento (véase Antibiograma).

Cutáneo. Relativo a la piel (del latín *cutis*).

Defensinas. Péptidos lisosomales (enzimas) que matan bacterias.

Dermis. Parte importante de la piel que queda por debajo de la epidermis, y que contiene a los folículos de vello, las glándulas sudoríparas y la fuente de nutrimento e irrigación de la piel.

Diarrea. Evacuaciones con heces fluidas y anormales.

Diplococos. Cocos bacterianos que se asocian en pares. Ejemplo: Neumococo.

Disentería. Un tipo abundante y axplosivo de diarrea que se caracteriza porque las heces contienen moco y sangre (disentería bacilar o disentería amibiana).

Edema. Exceso de líquido extravasado (fuera de la circulación) y que distiende los tejidos blandos. Generalmente consiste de plasma o trasudado de venas y linfáticos.

Endemia. Enfermedad transmisible que afecta a grandes poblaciones, con tendencia a hacerse mundial (pandemia). Ejemplos actuales son el sida, la influenza, el cólera.

Endotoxina. Lipopolisacárido, componente de la membrana externa de algunas bacterias Gram negativas, capaz de producir diversos efectos tóxicos en el hospedero.

Epidemia. Enfermedad transmisible que aparece esporádicamente y afecta a muchos individuos de una comunidad. Ejemplos actuales son la enfermedad de los legionarios, la fiebre reumática, la tuberculosis, la enfermedad de Chagas, etcétera.

Epidermis. Capa más superficial de la piel, que se descama diariamente y contiene los pigmentos.

Eritema. Coloración rojiza de la piel o las mucosas debida a dilatación de los vasos sanguíneos subyacentes. Ejemplos: eritema crónico migratorio, eritema nodoso, lupus *eritematoso*.

Etiología. Estudio del conjunto de factores que dan origen a una enfermedad.

Escalofrío. Estremecimiento corporal involuntario con sensación de frío que deriva de cambios bruscos en la temperatura corporal, por efecto físico, psíquico o el inicio de un proceso febril. Se sabe que deriva de la acción de ciertas interleucinas producidas por glóbulos blancos sobre las fibras musculares.

Exotoxina. Glucoproteína o lipoproteína tóxica producida y secretada por una bacteria.

Exudado. Mezcla licuada de fluido y células que han escapado de los vasos sanguíneos como resultado de una infección o inflamación localizadas.

Facultativo. Bacteria o parásito que puede usar la fermentación o el ciclo respiratorio de su hospedero para obtener energía y replicarse, dependiendo de si requiere oxígeno o no.

Fagocito. Leucocito o glóbulo blanco (habitualmente un neutrófilo o macrófago) capaz de engullir, digerir y desintegrar microbios, desechos o sustancias extrañas.

Fagocitosis. Acción celular de fagocitar o engullir una sustancia extraña.

Febril. Que tiene fiebre o relativo a la fiebre (proceso febril).

Fiebre. Alza de temperatura mayor de 37.5° centígrados en condiciones de reposo.

Fímico. Relativo a la tuberculosis.

Flagelo. Estructura elongada y movible que se proyecta al exterior de la membrana celular y que sirve para dar propulsión a ciertas bacterias (por eso llamadas flagelados).

Fomite. Objeto inanimado (toalla, cubiertos, taza) con el que se puede contagiar una infección.

GALT. Siglas en inglés del Tejido Linfoide Asociado al tracto Gastrointestinal.

Ganglios linfáticos. Estructuras linfoides secundarias. Nódulos que se componen de una corteza y una médula tabicada donde se diferencian y relevan los linfocitos T y B que son transportados por la linfa de un ganglio a otros órganos linfáticos (como el bazo).

Gangrena. Muerte de tejido usualmente representada por pérdida del aporte sanguíneo, abundante invasión bacteriana y putrefacción.

Germen. Microorganismo (virus, bacterias, hongos, rickettsias, protozoarios, etc.).

Granuloma. Lesión inflamatoria que contiene fibroblastos, histiocitos, macrófagos y linfocitos en replicación y en actividad, con tendencia a la organización y a la cronicidad.

Hemático. Relativo a la sangre (del griego *hemes*, rojo).

Hematógeno. Que deriva de la sangre o que se aprovecha del torrente sanguíneo para diseminarse a otros tejidos.

Hematoma. Hemorragia secuestrada debajo de la piel, generalmente causada por un golpe directo que lesiona los vasos sanguíneos subyacentes.

Hepático. Relativo al hígado (del griego *hepatos*, hígado).

Hepatitis. Inflamación de los hepatocitos (o células del hígado) como consecuencia de una infección por virus A, B, C, E, F, G, citomegalovirus, etc., o debida a productos tóxicos (las más comunes son la hepatitis alcohólica o la hepatitis por medicamentos).

Hipotensión. Baja de la presión arterial, generalmente por colapso o secuestro circulatorio.

Historia clínica. Conjunto de datos recabados de un enfermo para construir y redactar la historia de sus enfermedades y sus antecedentes médicos.

Hospedero. Organismo en el que se aloja un parásito (tradicionalmente se usa el término huésped).

Humoral. Que se refiere a los *humores*; reacciones o fenómenos biológicos que no dependen directamente de las células (la inmunidad humoral es la que se asocia con anticuerpos).

Ictericia. Pigmentación amarilla de las mucosas y/o la piel provocada por la retención de pigmentos biliares en el hígado, la vesícula o la encrucijada biliopancreática.

Inerte. Se dice de las sustancias que no producen efectos en los organismos vivos.

Inflamación. Proceso patológico mediante el cual un órgano o tejido se ve infiltrado por leucocitos que aumentan su permeabilidad, alteran sus funciones celulares y producen su tumefacción o hinchazón. Sus características clínicas principales son calor, dolor, rubor y aumento de volumen.

Inmune. Dotado de inmunidad.

Inmunidad. Calidad o estado de estar protegido, sea por resistencia congénita (paso de inmunoglobulinas maternas a través de la placenta) o adquirida (mediante vacunas o seroterapia), contra una enfermedad o estado patológico.

Inmunizar. Volver inmune a una persona o animal mediante la inoculación de antígenos inertes o inactivados para producir una respuesta inmune de memoria.

Inmunosuprimidos. Que tiene debilitado o abatido su sistema inmune, por tanto está expuesto a diversas infecciones y algunas neoplasias, por falta de una respuesta inmunológica apropiada.

Inocular. Introducir en el organismo de los seres humanos o animales una sustancia orgánica que puede producir una efecto biológico.

Interferón. Tipo de proteínas de bajo peso molecular que producen los linfocitos, macrófagos y células endoteliales en respuesta a una infección (usualmente viral) o un ataque inflamatorio.

Interleuquina. Proteína de bajo peso molecular que sirve como señal de comunicación entre las células del sistema inmune (hasta 1996 se habían descrito y secuenciado quince: IL-1 a IL-15).

In vitro. Fuera de un organismo vivo (en una probeta o placa de cultivo).

In vivo. Que ocurre dentro de un organismo (habitualmente animal) vivo.

Isquemia. Pérdida de flujo sanguíneo a un órgano o tejido. El infarto es la muerte celular como consecuencia de una isquemia sostenida.

Leucocito. Glóbulo blanco (proviene del griego *leukon*, blanco).

Leucotrienos. Fosfolípidos producidos por mastocitos, basófilos, neutrófilos y macrófagos en respuesta a estímulos inflamatorios y que actúan sobre células del músculo liso (causando, por ejemplo, vasodilatación en las urticarias o broncoconstricción en el asma).

Lesión. Daño o alteración de las características anatómicas o fisiológicas de un órgano o tejido del cuerpo, que en general se traduce por una deficiencia, un síntoma o un signo clínico.

Linfocito. Estirpe de glóbulos blancos, con un solo núcleo, responsables de la producción de anticuerpos y sustancias de intercomunicación celular (interleucinas).

Lisozima. Enzima contenida en las secreciones de las mucosas (saliva, moco respiratorio o intestinal) que tiene propiedades bactericidas.

LPS. Abreviatura del lipopolisacárido o endotoxina de pared bacteriana.

Macrófago. Tipo de leucocito mononuclear responsable del reconocimiento, procesamiento, digestión y presentación de los antígenos a los linfocitos para su activación.

MALT. Siglas en inglés del Tejido Linfoide Asociado a Mucosas.

Metástasis. Del latín, estar más allá. Lesiones distantes de un cáncer primario, sembradas por efecto del transporte sanguíneo en otros órganos alejados del sitio original del tumor.

Microflora. Mezcla de organismos que viven en una cavidad del cuerpo, parasitándolo y aprovechando sus nutrientes, pero sin causar síntomas de enfermedad.

Monocito. Célula fagocítica que tiene un solo núcleo y que madura hasta diferenciarse en macrófago dentro de los tejidos (macrófago tisular).

Monocional. Que procede de una sola clona de células.

Morbilidad. Lo que describe a las enfermedades.

Mortalidad. Fatalidad, lo que describe a las muertes causadas por enfermedad o accidente.

Mucina. Lo mismo que moco: sustancia viscosa, mezcla compleja de proteínas y carbohidratos que recubre las membranas mucosas.

Mucosa. Capa del tejido epitelial compuesta de glándulas secretoras de moco, que tapiza los conductos y cavidades del cuerpo que directa o indirectamente se comunican con el exterior. Por ejemplo, la mucosa vaginal, la mucosa intestinal, la mucosa nasal, etc.

Necross. Muerte accidental de un tejido, caracterizada por la floculación de la cromatina de sus células y la desaparición de sus organelos.

Neoplasia. Del griego, nuevo tejido. Corresponde a las neoformaciones de tejido tumoral como resultado de la expansión de sus células componentes. Puede haber neoplasias malignas (cuando el tejido de nueva formación es indiferenciado y reeemplaza al tejido original) o benignas, cuando las células conservan una estructura similar al tejido que les dio origen, aunque sus funciones puedan alterarse.

Neumonía. Proceso inflamatorio de un lóbulo pulmonar, confinado a los alveolos y que habitualmente es de origen infeccioso (bacteriano, viral o por hongos).

Neuroglia. Tejido estructural del sistema nervioso central, compuesto de neuronas y sus prolongaciones dendríticas. Debe distinguirse de la microglia (que es el tejido inmunológico alojado en el cerebro).

Neutrófilo. Leucocito polimorfonuclear (v.g. que contiene varios núcleos de diferente forma), cuyos gránulos no se tiñen con la tinción de Wright (en contraste con los *basófilos* que se tiñen de una pigmentación básica o los *eosinófilos*, que se colorean del rojo llamado eosina).

Neutropenia. Disminución, por falta de producción o destrucción periférica, de las cifras normales de neutrófilos circulantes, que condiciona riesgo de adquirir infecciones bacterianas.

Obligado. Requerido, estricto. Se dice de los microorganismos que requieren forzosamente de un nutriente o una característica para sobrevivir, colonizar y replicarse (los anaerobios obligados o estrictos son los que sólo pueden sobrevivir en ausencia de oxígeno, que les resulta tóxico).

Oncogénico. Que causa o puede causar cáncer.

Opsonización. Proceso mediante el cual el sistema inmune favorece la fagocitosis de gérmenes infectantes, pegándoles una proteína del complemento (C3b) o un anticuerpo.

Órgano. Parte constitutiva de una organismo vivo que tiene funciones específicas.

Orgasmo. Punto máximo de la excitación sexual, a partir de la cual decae bruscamente y que se acompaña usualmente de un intenso placer.

Oxidativo. Relativo a la producción de oxígeno o sus intermediarios (por ejemplo, estrés oxidativo).

Pandemia. Epidemia que se ha extendido por contagio universal a varios países.

Parenteral. Administrado por inyección.

Patógeno. Microbio o producto microbiano (como las toxinas de las bacterias intestinales) que produce una respuesta orgánica anormal, un síntoma o una enfermedad (viene de la raíz griega *pathos*, que significa enfermedad).

Patología. Rama de la medicina que estudia todo lo referente al origen, comportamiento y manifestación de las enfermedades. Los patólogos derivan mucho de su conocimiento del estudio de tejidos extirpados mediante operaciones, biopsias o cadáveres.

Peristalsis. Ondas contráctiles que se desplazan a lo largo del tracto intestinal de manera propulsiva, con la intención de mover hacia el recto su contenido.

Permeabilidad. Característica de las membranas tisulares de dejar pasar moléculas, sustancias u organismos.

Polimorfonuclear (PMN). Neutrófilo fagocítico profesional de vida media corta que circula por el torrente sanguíneo.

Post-mortem. Literalmente en latín: Después de muerto.

Profilaxis. Protección contra la enfermedad.

Prostaglandina. Ácido graso que, una vez liberado por neutrófilos o macrófagos, promueve inflamación, vasodilatación o contractura del músculo liso.

Puerperio. Estado fisiológico que sigue al parto (nacimiento del bebé) y al alumbramiento (salida de la placenta). Durante esta fase se recupera el tamaño del útero y salen los restos placentarios y amnióticos (loquios) que se expulsan por involución. Dura aproximadamente 4 a 6 semanas y por ello se le asume como una "cuarentena" (cuarenta días).

Purulento. Asociado con la formación de pus.

Pus. Acumulación de fibrina, polimorfonucleares y restos de células del hospedero formando un líquido viscoso en respuesta a una infección para contener la proliferación de bacterias.

Quimioterapia. Tratamiento químico que se designa para combatir los tumores malignos. Consiste de combinaciones de medicamentos, habitualmente administradas por vía intravenosa semanal o mensualmente para destruir a las células cancerosas y dar lugar a que se recupere el organismo. Las combinaciones de fármacos generalmente asocian un inhibidor del ciclo celular con otras drogas que impiden la replicación acelerada de las células anormales.

Quiste. Tumor encapsulado, con bordes definidos cuyo contenido es líquido o semilíquido y que emerge de un órgano sólido habitualmente.

Reactivación. Reinfección o diseminación de la enfermedad porque las paredes donde se mantenían quiescentes los microorganismos se rompen y los dejan escapar al torrente sanguíneo (se aplica particularmente al *Mycobacterium tuberculosis*).

Sepsis. Padecimiento que resulta de la presencia de microbios o productos microbianos en la sangre (infección).

Septicemia. Enfermedad multisistémica grave en la que los microorganismos se replican en la sangre o son continuamente sembrados en el torrente circulatorio.

Serológico. Relativo al suero humano o de animales.

Seroterapia. Tratamiento médico con productos derivados del suero humano o animal.

Signo. Fenómeno, manifestación o expresión objetiva de un síntoma corporal que, identificado por un médico, ayuda a definir un diagnóstico. Por ejemplo, hematomas, ictericia, crecimiento de una víscera, secreción por un oído, fiebre o hipotermia, etc.

Síndrome. Conjunto de síntomas y signos que representan un estado clínico o enfermedad (ejemplo: síndrome de Cushing, síndrome de Stein-Leventhal, síndrome hemorrágico, etc.).

Síntoma. Apreciación subjetiva por parte de un individuo de una alteración funcional u orgánica provocada por algún proceso patológico. Por ejemplo, dolor, comezón, adormecimiento de una extremidad, fatiga, mareo, etc.

Subagudo. Se refiere a un fenómeno clínico (síntoma, enfermedad) que dura más allá de una semana pero no más de tres meses.

Suero. Componente líquido de la sangre sin células o factores de coagulación (popularmente, también se denomina así a las soluciones parenterales que se administran en los hospitales).

Tétanos. Parálisis espástica causada por la toxina del *Clostridium tetanii*.

Tisular. Relativo a los tejidos.

TNF. Siglas en inglés del Factor de Necrosis Tumoral.

Tomografía. Del latín, cortar en imágenes. Se designa así al método radiológico que permite estructurar mediante computadora una serie repetitiva de imágenes radiográficas del cuerpo siguiendo un eje central. De modo que se puede integrar una imagen bidimensional o reconstruir un modelo tridimensional por computadora del cuerpo y sus órganos internos. El nombre correcto es Tomografía Axial Computada (abreviado TAC).

Toxina. Sustancia de origen proteico dotada de capacidad tóxica y antigénica. Las más comunes proceden de bacterias que provocan síntomas como diarrea, fiebre o cambios en la composición de los líquidos corporales.

Transmisibilidad. Potencial de una sustancia orgánica o un germen, de propagarse de un individuo a otro. Se mide de acuerdo con los sujetos infectados mediante un inóculo calculable.

Tumor. Masa de tejido orgánico ocasionada por el crecimiento desproporcionado de sus componentes celulares.

Úlcera. Área circunscrita de inflamación y denudación de epitelio caracterizada por necrosis.

Ureasa. Enzima bacteriana que hidroliza la urea en amonio y dióxido de carbono (se utiliza clínicamente para detectar bacterias en pruebas de aliento, por ejemplo, en el diagnóstico de laboratorio del *Helicobacter pylorii* asociado a gastritis y úlceras pépticas).

Vacuna. Suspensión de gérmenes muertos o atenuados (o bien, de sus productos) usados para la inmunización de personas y animales.

Vacunación. Inmunización. Estimulación de una respuesta inmune específica mediante la administración de una vacuna.

Vasomotilidad. Capacidad de los vasos sanguíneos de variar su calibre para adaptarse a las necesidades del organismo. De la misma raíz proceden *vasodilatación* y *vasoconstricción*.

Vector. Agente que acarrea un microorganismo productor de enfermedad, generalmente insectos, garrapatas, mosquitos, roedores, etc.

Virión. Virus maduro, estructurado, completo en todas sus porciones antigénicas y su cubierta o cápside.

Virulencia. Habilidad de un microorganismo para causar enfermedad.

Virus. Microorganismo subcelular, carente de núcleo y organelos independientes, capaz de infectar a bacterias u otras células para incorporar sus ácidos nucleicos en la maquinaria genética de su hospedero. Integrado usualmente por una cápside proteica, que rodea a una cierta cantidad de material genético y con prolongaciones microscópicas para adherirse o situarse en las membranas celulares.

Víscera. Cualquier órgano situado en el interior de las grandes cavidades del cuerpo (tórax o abdomen). Por ejemplo, el hígado, el páncreas, el corazón, los riñones, etc.

Zoonosis. Enfermedad animal que puede ser transmitida a los humanos (ejemplos clásicos son la rabia, la escabiasis o sarna, la toxoplasmosis, y algunos investigadores creen que el sida).

Lecturas recomendadas

1. Blanca Rico y Patricia Uribe, *¿Qué onda con el sida?*, Colección Viaje al Centro de la Ciencia, núm. 1, ADN Editores-CNCA, México, 1993.
2. Albert Camus, *La peste*, Editorial Hermes, México, 1990.
3. Paloma Roque, *Educación para la salud*, Publicaciones Cultural, 1ra. edición, México, 1996.
4. Paul de Kruif, *Los cazadores de microbios*, Editorial Época, 7a. edición, México, 1991.
5. Georges Dreyfus Cortés, *El mundo de los microbios*, Colección La ciencia desde México, núm. 43, SEP-CONACYT-FCE, 1987.
6. Adolfo Martínez Palomo, *Las amibas, enemigos invisibles*, Colección La ciencia desde México, núm. 47, 1a. edición, México, 1987.
7. Cristina Cortinas, *Cáncer, herencia y ambiente*, Colección La ciencia desde México, núm. 96, SEP-CONACYT-FCE, 1990.
8. Peter Alexander, Mary Jean Bahret *et al.*, *Biología*, Prentice Hall, 1ra. edición en español, Nueva Jersey, EE.UU., 1992.
9. Organización Panamericana de la Salud, *Las condiciones de salud en las Américas*, Washington, D.C., EE. UU., 1994.
10. L. Mata, *El cólera: historia, prevención y control*, Editorial de la Universidad de Costa Rica, 1ra. edición, Costa Rica, 1992.